DE

L'URINE

DANS QUELQUES MALADIES FÉBRILES

PAR

JEAN HOEPFFNER

Docteur en médecine de la Faculté de Paris
Ancien Interne lauréat de l'Hôpital de Strasbourg (concours 1869)
Ancien Chef de laboratoire à l'Hôtel-Dieu de Paris

PARIS

ADRIEN DELAHAYE, LIBRAIRE-ÉDITEUR

PLACE DE L'ÉCOLE-DE-MÉDECINE

—

1872

DE

L'URINE

DANS QUELQUES MALADIES FÉBRILES

PARIS. — IMPRIMERIE CUSSET ET Cie, RUE RACINE, 26.

DE

L'URINE

DANS QUELQUES MALADIES FÉBRILES

PAR

JEAN HOEPFFNER

Docteur en médecine de la Faculté de Paris
Ancien Interne lauréat de l'Hôpital de Strasbourg (concours 1869)
Ancien Chef de laboratoire à l'Hôtel-Dieu de Paris

PARIS

ADRIEN DELAHAYE, LIBRAIRE-ÉDITEUR

PLACE DE L'ÉCOLE-DE-MÉDECINE

1872

DE L'URINE

DANS QUELQUES MALADIES FÉBRILES.

———◦◦❯◉❮◦◦———

<blockquote>
« Quelque singulières que puissent paraître,
« de prime abord, ces idées, il faudra bien
« s'habituer à leur hardiesse, si la médecine
« persiste à vouloir se constituer en science
« exacte, si elle ne veut pas s'égarer pour la
« centième fois dans le dédale des conceptions
« métaphysiques. »

CHALVET.
</blockquote>

INTRODUCTION.

C'est à dessein que nous n'avons pas inscrit en tête de notre travail : *De l'urine fébrile.* Pour justifier ce titre, il aurait fallu épuiser en entier la vaste question des modifications que l'élément fièvre fait subir à l'urine, examiner un à un tous ses caractères physiques et chimiques, signaler ses changements et ses variations ; enfin, poursuivre cette étude à travers la nombreuse série des maladies fébriles.

Celte tâche était au-dessus de nos forces, et surtout au-dessus du temps dont nous disposions ; et nous

1

n'aurions pu remplir ce programme, dont tous les éléments sont encore à l'étude, discutés et controversés différemment.

Nous pouvons même dire que, dès le premier pas, nous nous heurtions à la question de l'existence réelle d'une urine fébrile, d'une urine présentant, soit dans ses propriétés physiques, soit dans ses éléments chimiques, un caractère particulier et unique à la fièvre. Il aurait fallu trouver un élément pathognomonique ou bien un ensemble de principes constants, toujours les mêmes et caractérisant par leur présence l'élément fièvre.

Ces caractères n'existent pas, nous l'affirmons dès à présent, et nous pensons en fournir les preuves dans la suite de notre travail.

L'urine, produit excrémentitiel par excellence, reflète la nature de l'individu et non celle de la maladie. Les modifications que lui imprime l'élément morbide, les changements que la fièvre lui fait subir, changements toujours difficiles à déchiffrer, mais qui portent en eux des enseignements d'une haute valeur, ne peuvent être appréciés que si l'on tient un compte exact et de la nature du malade et de celle de la maladie. Il en est de ces recherches comme de toutes les autres en pathologie : considérées en elles seules, écartées des influences morbides sans nombre qui s'y réfléchissent, leur étude est stérile et frappée d'impuissance.

Toute recherche au fond du laboratoire, en dehors de la clinique, méconnaît ce côté capital de la question. Les analyses les plus complètes et les mieux conduites n'ont que peu de valeur si elles sont faites dans ces conditions.

Cependant, nous pouvons le dire, les études chimiques appliquées à la pathologie subissent trop souvent ce malheureux sort : de là les incertitudes, les divergences d'opinion, les résultats souvent contradictoires.

Mais revenons à notre sujet.

L'étude de l'urine dans les maladies a eu, de tout temps, le privilége d'occuper les observateurs ; et cependant ce sujet, étudié sous toutes ses faces, est loin d'être épuisé.

Notre travail nous imposait des limites.

Nous avons cherché le côté le plus intéressant et celui qui semblait nous offrir le plus de résultats pratiques. Les modifications que subissent les matières *organiques* de l'urine dans les maladies fébriles nous ont paru présenter à la fois ces deux conditions ; aussi est-ce dans cette direction que nous avons porté nos recherches.

Le sujet, ainsi réduit à des proportions plus modestes, se mouvait encore sur un terrain trop vaste pour être exploré dans toute son étendue. Nous avons cherché à le resserrer même davantage.

Parmi les nombreux éléments dont l'ensemble représente les matières organiques de l'urine, il y avait une inconnue, ou, pour mieux dire, il y avait un groupe d'éléments peu étudiés et peu connus : nous avons nommé les *matières extractives*.

Étudier spécialement ce groupe, chercher à soulever un coin du voile qui l'obscurcit était une entreprise difficile, et nous pouvions, à juste titre, être taxé de témérité, si nos recherches ne devaient pas aboutir.

Mais, pour nous engager dans cette voie, nous avions trouvé des encouragements bienveillants chez notre vénéré maître, M. le professeur Béhier; nous avions, de plus, l'exemple de chercheurs aussi intrépides que savants qui avaient abordé ce même sujet, et dont la voix sincère et autorisée pouvait nous servir de guide.

Encouragé et soutenu d'un côté, guidé de l'autre et appuyé au besoin par des noms qui font autorité, nous avons essayé de marcher sur ce chemin encore peu frayé.

Le but principal de nos recherches sera donc l'étude des *matières organiques* et surtout des principes *extractifs* de l'urine dans les maladies fébriles; nous avons dû cependant faire entrer en ligne de compte les éléments inorganiques, vu les connexions étroites qui les rattachent aux premiers.

Le dosage des matières *extractives* du *sang* était un complément naturel et nécessaire; nous l'avons fait dans tous les cas où cela nous a été possible.

Les rapports de ces différents principes entre eux, leurs relations avec la marche de la température et le cours de la maladie nous éclaireront, nous l'espérons, sur l'ensemble des métamorphoses qui se passent dans un organisme en puissance de fièvre.

Toutes les analyses ont été faites par nous dans le laboratoire de la clinique de M. le professeur Béhier, à l'Hôtel-Dieu. Les observations qui forment le corps de notre travail sont dues à l'obligeance de M. le Dr Liouville, chef de clinique de la Faculté; nous le

prions de recevoir l'expression de notre sincère recon-
naissance pour la bienveillance qu'il nous a toujours
témoignée.

————

PLAN ET DIVISION DU SUJET.

Nous avons divisé ce travail en trois parties :

La *première* est consacrée à l'étude de l'urine en
général. Nous n'insisterons, toutefois, que sur les éléments qui concernent plus particulièrement le sujet
de nos recherches. Elle contient en outre l'exposé
du manuel opératoire et la discussion des chiffres que
nous avons adoptés comme termes de comparaison.

La *deuxième* comprend les observations, les tableaux
de nos analyses et leur discussion.

La *troisième* est le résumé général des conclusions
qui découlent à la fois et des observations et de la
discussion de nos analyses.

————

PREMIÈRE PARTIE.

CHAPITRE I.

Les principes constituants de l'urine, aussi nombreux que variés, peuvent être divisés en deux grandes
classes :

1° Éléments *organiques* (urée, acide urique, matières extractives) ;

2° Éléments *inorganiques* (phosphates, sulfates,
chlorures).

Cette division demande à être conservée en clinique ; elle pose des jalons sûrs qui éclairent l'obser-
vateur et le guident dans l'appréciation des faits.

Nos recherches, ainsi que nous l'avons dit dans
l'introduction, portent principalement sur la première classe (éléments organiques) ; c'est d'elle que
nous allons nous occuper un instant, et nous ren-
voyons aux traités spéciaux le lecteur qui voudrait se
faire une idée plus complète et plus précise de la

composition de l'urine : Golding Bird , Becquerel, L. Beale, Neubauer et Vogel (1).

URÉE.

De tout temps, l'*urée*, élément essentiel et caractéristique de l'urine, a fixé l'attention des médecins et des chimistes.

On l'a étudiée par tous ses côtés : ses caractères physiques et chimiques ont été notés avec un soin scrupuleux, son rôle physiologique et pathologique scruté jusque dans ses moindres détails ; on lui a toujours fait la large part dans les études biologiques où trop souvent sa personnalité marquante éclipsait les autres éléments.

Produit ultime de la métamorphose de nos tissus, dernier terme de l'oxydation des matières albuminoïdes, l'urée, devenue impropre à la nutrition, dangereuse même pour l'organisme, d'après certaines théories, est éliminée comme produit excrémentitiel, et c'est surtout dans l'urine qu'elle fait son apparition.

C'est dans l'urée qu'on a cherché le problème de l'assimilation et de la désassimilation ; c'est par elle qu'on a calculé l'intensité des combustions organiques, tant à l'état normal qu'à l'état de maladie.

---

(1) Golding Bird. *De l'urine et des dépôts urinaires*, trad. par O'Rorke, 1861.

L. Beale. *De l'urine et des dépôts urinaires*, trad. par MM. Ollivier et Bergeron, 1865.

· Becquerel. *Séméiotique des urines.*

Neubauer et Vogel. *De l'urine et des sédiments urinaires*, trad. par le D' Gautier, 1871.

Vouloir méconnaître les relations intimes qui la lient à la température fébrile, ses variations en quantité qui retracent assez fidèlement les différentes périodes de la fièvre, c'est nier les faits et se refuser à l'évidence ; mais conclure uniquement du chiffre brut de l'urée au degré thermique, doser par elle seule les métamorphoses organiques, c'est s'exposer à des erreurs considérables et aboutir à des résultats incomplets, sinon erronés.

Certains auteurs ont essayé d'établir des rapports fixes et immuables entre le chiffre de l'urée et celui de la température.

Pour Brattler (1), 40 gr. 7 d'urée sont l'équivalent de 40° de température ; 32 gr. 8, celui de 38°, etc.

Moos (2) établit que dans la fièvre typhoïde, on trouve pour l'urée :

1ʳᵉ semaine . . . . 39 gr. d'urée.
2ᵉ   »   38   »
3ᵉ   »   27   »
4ᵉ   »   21   »
5ᵉ   »   16   »

De pareilles affirmations dénotent, certes, une foi robuste dans les chiffres, mais méconnaissent complétement les enseignements de la clinique.

Le problème est loin d'être aussi simple, et la nature ne se laisse pas enfermer dans les limites étroites d'une formule mathématique.

---

(1) Brattler. *Beitrag zur Urologie*, Munich, 1858.
(2) Moos. *Zeitsch. für rationelle medicin*, 1855.

Sans parler des nombreuses substances similaires de l'urée, charriées par l'urine et, comme elle, produits d'oxydation, il faut tenir compte de l'âge, du sexe, du tempérament et surtout de la nature et du degré d'alimentation. Il faut, de plus, faire entrer dans le calcul les autres émonctoires qui, surtout dans la maladie, deviennent supplémentaires de la sécrétion de l'urine, l'influence de la médication, et ces mille et mille influences morbides qui agissent sur les modifications chimiques de l'économie.

Une augmentation de l'urée ne constitue pas nécessairement de la fièvre (alimentation fortement azotée, diabète sucré et insipide) ; une élévation thermique n'entraîne pas fatalement une exagération de l'urée. (Voy. Obs. II, V, XVI.)

Il reste cependant un fait bien établi, c'est celui de l'augmentation *relative* de l'urée dans les maladies fébriles ; en temps et lieu nous apporterons de nouvelles preuves à son appui.

Pour ce qui est du rôle funeste qu'on a attribué à l'accumulation de l'urée dans l'économie animale (accidents d'urémie), nous n'y insistons pas. La physiologie expérimentale et les faits cliniques ont fait justice de cette théorie. Tout récemment encore nous avons assisté, au cours de M. le professeur Vulpian, à des expériences qui démontrent d'une façon victorieuse l'erreur de cette opinion.

ACIDE URIQUE.

L'acide urique est un élément d'oxydation moins

avancé que l'urée, mais produit d'excrétion au même titre qu'elle.

La présence de cet acide dans toute urine, son apparition fréquente dans les dépôts urinaires l'ont signalé depuis longtemps aux investigations des observateurs. Des travaux nombreux et remarquables ont été faits sur la nature, le rôle physiologique et pathologique de ce corps ; et cependant nos connaissances exactes sur toutes ces questions sont encore très-limitées.

L'acide urique est un produit de désassimilation, il est de plus un produit excrémentitiel, son existence constante dans l'urine physiologique en est la meilleure preuve. Il est vrai que la transformation de l'acide urique en urée peut être réalisée dans les expériences du laboratoire, et l'on comprend qu'elle puisse se faire dans l'organisme, mais habituellement elle ne se fait pas, et l'acide urique passe en nature dans l'urine.

On n'est pas d'accord sur son lieu de formation : tandis que certains physiologistes lui assignent les parenchymes viscéraux (foie, rate, poumon), d'autres placent son origine dans les cartilages et les tissus fibreux (Bartels) (1).

Si son rôle physiologique est encore à l'état d'hypothèse, son rôle pathologique n'est pas moins obscur.

Le rapport inverse, souvent signalé, entre l'urée et l'acide urique, n'est ni constant ni même fréquent.

---

(1) Bartels. *Deutsches Archiv. für Klinische medicin,* 1865.

Deux seuls faits de son histoire pathologique paraissent démontrés d'une façon sûre et sont généralement admis :

1° Augmentation dans le sang, par rétention, pendant les accès de goutte aiguë, suivie d'une élimination abondante à la fin des accès ;

2° Augmentation pendant la fièvre et même en dehors, toutes les fois que l'activité de l'appareil pulmonaire se trouve entravée [Lehmann (1), Bartels (2), Becquerel. (3)] (Voy. nos obs. de pneumonie.)

MATIÈRES EXTRACTIVES.

Que faut-il entendre par le terme de *matières extractives* de l'urine ?

Quelle est leur origine, leur rôle physiologique ?

Quelle est leur valeur en pathologie ?

Dans l'état actuel de la science, il est bien difficile de répondre d'une façon satisfaisante à toutes ces questions. Nous essayerons cependant, dans la limite du possible, d'en donner une idée générale et d'indiquer à quel point de vue nous avons traité cette question.

En dehors de l'urée et de l'acide urique, on trouve, dans l'urine, un grand nombre de principes orga-

---

(1) Lehmann. *Précis de chimie physiol. animale,* trad. par Ch. Drion, 1865.

. (2) Bartels. *Untersuch. über die Ursachen einer gesteigerten Harnsaüre Ausscheid in Krankheiten, Deutsches Archiv,* 1868.

(3) Becquerel. *Séméiotique des urines.*

niques, cristalloïdes ou colloïdes, et dont quelques-uns ont pu être étudiés et dosés.

Les autres sont jusqu'à présent presque totalement inconnus quant à leur composition et leurs propriétés chimiques ; ce n'est qu'un dosage en masse qui a permis de constater leur présence et d'en suivre les variations dans le cours des maladies.

Les auteurs diffèrent beaucoup dans l'appréciation de ces éléments.

Beale (1) distingue trois espèces de matières extractives.

1° Extrait *aqueux*, ainsi appelé parce qu'il est insoluble dans l'alcool absolu et dans l'alcool de densité 0,83, mais soluble dans l'eau ;

2° Extrait *alcoolique non absolu*, extrait qu'on obtient par l'alcool non absolu ;

3° Extrait *alcoolique absolu*, extrait qu'on obtient par l'alcool absolu.

Beale a peu étudié ces matières, mais il avoue « qu'elles constituent un sujet d'études digne d'attention, et de nature à fournir des résultats d'une haute valeur. »

D'autres chimistes ont admis différentes variétés de principes extractifs d'après la façon dont ils se comportent avec l'acétate de plomb, le bichlorure de mercure, la teinture de noix de galle.

Becquerel (2) définit les matières extractives de l'urine : « *matières organiques qu'on ne peut isoler et*

---

(1) Beale. *Loc. cit.*, page 124.
(2) Becquerel. *Loc. cit.*

doser séparément ; » il en indique 10 à 11 grammes
pour l'état normal et les dose par différence.

Les auteurs allemands n'en font habituellement aucune mention dans leurs analyses ; dans les traités
spéciaux, ils se contentent de la description et du dosage du petit nombre de ces éléments que les progrès
récents de la chimie ont pu isoler de la masse totale.

D'où vient cette négligence et cet abandon presque
complet ? Il faut en accuser les progrès lents de la
chimie biologique qui n'a pas encore su intéresser les
médecins à cette question, faute de leur donner des
notions plus précises pour les guider.

Dans ces dernières années, quelques auteurs se sont
appliqués à l'étude des variations que subissent certains de ces principes chez l'homme malade. Quoique
ces recherches aient été faites, presque toutes, dans
des vues exclusives (pathogénie de l'urémie), cependant leur retentissement dans la science et les points
qu'elles ont de commun avec nos propres observations nous font un devoir d'y insister un moment.

En 1853, Schottin (1) fit paraître le premier travail
fait dans cette direction. Le but de l'auteur était de
reviser les théories alors régnantes sur la pathogénie
de l'urémie.

Deux théories se trouvaient en présence : la première en date était celle de Richerand, reprise et dé-
veloppée par Wilson et Vogel. Elle attribuait à l'excès
d'urée dans le sang le rôle d'élément producteur des
phénomènes d'urémie.

____

(1) Schottin. *Archiv. für physiol. Heilkunde,* 1853.

La deuxième, théorie de l'ammoniémie de Frerichs, considérait le carbonate d'ammoniaque comme l'élément toxique.

A ces théories, facilement combattues, Schottin substitue celle de l'accumulation des matières extrac-tives dans le sang, et il base sa théorie sur des analyses qui lui avaient démontré la constance de cette aug-mentation.

L'année suivante, Reuling (1) confirme cette théorie par de nouvelles analyses à son appui.

Dans la même année, 1854, Hoppe (2) arrive aux mêmes conclusions.

En 1860, Schottin (3) fait paraître un second tra-vail, plus remarquable que le premier. Il précise davantage les faits en dosant la créatine et la créatinine dans l'urine et dans les exsudats.

Vu leur importance, nous rapportons ici les prin-cipales conclusions de l'auteur :

« 1° Les troubles de la sécrétion urinaire donnent « lieu à une accumulation de créatinine dans le « corps.

« 2° La quantité de créatine retenue dans le sang « est proportionnelle à l'intensité des phénomènes « urémiques.

« 3° Diminution de créatine dans le sang et de créa-« tinine dans l'urine à la suite d'épanchements abon-

---

(1) Reuling. Thèse de Giessen, 1854.
(2) Hoppe. *Deutsche Klinik*, 1854.
(3) Schottin. *Uber die Ausscheidung von Kreatin u. Kreatinin durch Harn u. Transsudate, Archiv. der Heilkunde*, 1860.

« dants dans les séreuses ou dans le tissu cellulaire ;
« ces deux principes se retrouvent, dans ce cas, dans
« les produits d'exsudation. »

L'auteur ne limite pas ses recherches aux cas d'albuminurie, il les étend à la fièvre typhoïde. De nombreuses analyses lui démontrent l'augmentation de créatinine dans l'urine durant le cours de la deuxième semaine de la fièvre typhoïde, et son maximum entre la troisième et la quatrième semaine de la maladie.

Voici le tableau d'une de ces observations :

Fièvre typhoïde. — Jour de la maladie. Créatinine.

6ᵉ jour.	traces.
8ᵉ	traces.
11ᵉ	0,21 gr.
18ᵉ	0,28 gr.
20ᵉ	0,30 gr.
23ᵉ	0,30 gr.

Il est regrettable que l'auteur n'ait donné aucune analyse du sang. Il y supplée, il est vrai, en partie, par l'analyse des muscles et des exsudats où il retrouve l'accumulation de ces mêmes éléments.

Nous nous empressons de relever une remarque à laquelle son auteur semble, du reste, attacher peu d'importance. « Dans quelques cas, dit-il, j'ai observé une augmentation exagérée de créatinine dans l'urine au moment de la disparition des phénomènes morbides graves. »

N'est-ce pas là la dépuration par les urines, l'élément toxique expulsé de l'organisme ?

Oppler (1), en 1861, étudie la composition du sang dans l'urémie. Il provoque des accidents urémiques chez des animaux, par la néphrotomie ou la ligature des uretères. Il trouve une augmentation énorme de matières extractives dans le sang et une accumulation de créatine et de leucine dans les muscles.

Nous quittons le terrain allemand pour parler d'un travail remarquable à plus d'un titre, et sur lequel nous aurons souvent l'occasion de revenir dans le cours de notre étude.

En 1867, Chalvet (1), publie le résultat de ses recherches sur les matières extractives des liquides de l'économie, recherches dont les premières remontent à l'année 1862. Ce travail fit l'objet d'une communication à la Société de biologie sous le titre modeste : *Note sur les matières dites extractives dans les maladies* ; il fut ensuite reproduit dans la *Gazette des hôpitaux* (décembre 1867 et janvier 1868).

Chalvet comprend, sous le terme de matières extractives tant dans le sang que dans l'urine, *les principes solubles dans l'alcool absolu à l'exception de l'urée.*

S'inspirant de l'heureuse idée d'en faire le dosage en masse, il en facilite la recherche et permet d'en multiplier les résultats. Nous citerons à l'occasion les conclusions de l'auteur.

L'École de Strasbourg, toujours ouverte aux idées nouvelles, était, elle aussi, entrée dans cette voie.

---

(1) Oppler. *Beiträge zur Lehre von der Uraemie*, *Virchow's Archiv.*, 1861.

(2) Chalvet. *Note sur les matières dites extractives dans les maladies*, Mém. de la Soc. de biologie, 1867.

2

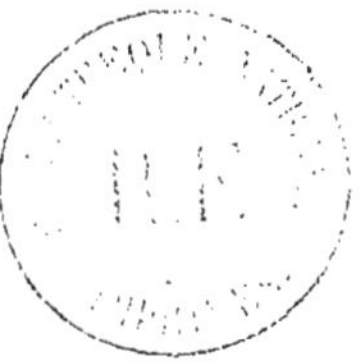

Hepp, le savant et regretté chimiste de Strasbourg, fait figurer sur ses tableaux des urines, devenus pour ainsi dire classiques, le dosage des matières extractives. Il désigne par là *l'ensemble des matières organiques de l'urine à l'exception de l'urée et de l'acide urique*. Le chiffre qu'il indique est de 10 à 13 grammes, chiffre qui concorde avec ceux de Beale, 8 à 12 grammes, et de Becquerel, 10 à 11 grammes.

Les résultats des analyses de Hepp ont fait le sujet de nombreuses conférences cliniques de M. le professeur Hirtz, conférences pleines d'heureux souvenirs pour nous. Ils ont été vulgarisés par notre ancien maître dans trois articles : Crise, Chaleur et Fièvre du nouveau Dictionnaire de médecine et de chirurgie pratiques. Nous les retrouvons dans un certain nombre de thèses de la Faculté de Strasbourg (1).

Plus récemment encore, notre ami et ancien collègue d'internat, le Dr Charvot, dans sa thèse inaugurale (2), a recueilli les dernières analyses de l'ancienne école, et il en relate un grand nombre où ces éléments figurent.

Il résulte de cette revue rapide des travaux faits sur les matières extractives, que la plupart des auteurs désignent par là deux ordres d'éléments : les uns cristalloïdes, susceptibles d'être dosés et à propriétés chimiques assez bien connues (créatinine, acide hippuri-

---

(1) Kien. Thèse de Strasbourg, 1865.
Kiener. Thèse de Strasbourg, 1866.
· Hirtz. *Essai sur la fièvre en général*, thèse de Strasbourg, 1870.
(2) Charvot. *Temp., pouls et urines dans la crise et la convalescence*, thèse de Paris, 1872.

que, etc.); les autres, complétement inconnus quant à leur nature et leurs propriétés.

Un certain nombre de ces éléments font partie constituante de l'urine à l'état normal, d'autres n'y ont été trouvés qu'à l'état pathologique. Examinons les principaux d'entre eux.

I. *Matières extractives existant dans l'urine normale.*

1° *Créatinine*, élément du suc des muscles. La quantité rendue dans les 24 heures serait de 0,60 à 1 gr. 30 d'après Neubauer. La créatine n'existe pas dans l'urine fraîche, mais elle peut s'y former aux dépens de la créatinine par absorption d'eau (Heintz, Dessaignes).

2° *Acide hippurique*. Il se rencontre dans l'urine des herbivores en forte proportion, mais aussi dans l'urine de l'homme avec une alimentation mixte. Il provient, en partie du moins, de la métamorphose des substances azotées du corps (1).

3° *Acide succinique*, d'après Shépard et Meissner.

4° Acides *phénique, taurylique, damalurique* et *damolique* (Staedeler).

II. *Matières extractives trouvées dans l'urine pathologique.*

5° *Acide lactique ;* existe dans les états fébriles, et

______

(1) Meissner et Shépard. *Untersuch. über das Enstehen der Hippursäure, Hannover*, 1866.

toutes les fois que l'oxydation se fait d'une manière incomplète (Lehmann).

6° *Acide butyrique* (Berzelius, Lehmann).

7° *Allantoïne* (Schottin).

8° *Leucine*. Frerichs et Staedeler l'ont trouvée dans des cas d'atrophie et de ramollissement du foie.

9° *Tyrosine*. Dans quelques cas de fièvre typhoïde, de variole et d'atrophie aiguë du foie (Frerichs).

10° *Xanthine*, trouvée dans certains calculs.

11° *Hypoxanthine*. Urines de leucocythémiques.

Cette longue énumération, même incomplète, nous montre qu'à l'état pathologique presque tous les éléments de l'organisme peuvent être rencontrés dans l'urine.

Vu l'impossibilité de rechercher et de doser tous ces principes séparément, il n'y a que deux voies ouvertes à l'étude des matières extractives de l'urine dans les maladies.

1° Faire le dosage quantitatif de ces substances en masse pour étudier leur mode d'élimination, leurs variations et les rapports qui les rattachent aux différents symptômes de la maladie.

2° Limiter les recherches à l'étude spéciale de l'un ou de l'autre de ces éléments, à l'exclusion de tous les autres, et poursuivre cette étude à travers la série des maladies.

Cette dernière voie est sans doute la plus scientifique; elle seule permet de pénétrer dans l'intimité des métamorphoses organiques, mais elle exige un concours de circonstances qui, en clinique, sont presque irréalisables.

La quantité de chacun de ces éléments isolé est habituellement si faible que leur dosage, si l'on en excepte un très-petit nombre, est presque impossible. Leur évaluation dans le sang exige une quantité de liquide trop grande pour permettre de pareilles recherches dans le cours d'une longue maladie fébrile, où la moindre perte de sang peut devenir funeste.

Le premier procédé n'est pas susceptible de ces reproches; depuis qu'il a été introduit dans les études cliniques, il a permis de formuler quelques grandes lois qui, si elles sont suffisamment confirmées, éclaireront plus d'un des mystères dont la pathologie est encore si richement dotée.

Notre travail est avant tout une œuvre de clinique. Nous avons essayé de montrer ce que le médecin peut demander à la chimie; notre conduite était donc tracée d'avance, et c'est la première voie que nous avons essayé de parcourir.

La deuxième question que nous nous sommes posée concerne le mode de formation et le rôle physiologique des matières extractives ; nous y répondrons en quelques mots.

La source des matières extractives se trouve dans la destruction moléculaire, incessante des tissus ; cette origine leur est commune avec l'urée et l'acide urique. On a pu spécifier exactement, pour quelques-uns d'entre eux, le lieu d'origine.

La créatine et la créatinine sont des principes constituants du liquide qui imprègne le tissu musculaire, et elles dérivent de la désorganisation des muscles. Les analyses de Schottin, signalées plus haut, sont d'un haut intérêt à ce point de vue ; elles démontrent la production exagérée de ces corps dans la fièvre typhoïde où l'on rencontre si souvent des altérations musculaires (lésion de Zenker). La leucine et la tyrosine se produisent par la putréfaction des substances albuminoïdes. Les autres ont été rencontrés dans différents organes où le sang vient les puiser continuellement pour les porter aux émonctoires qui président à leur élimination.

Les matières extractives sont donc des produits de désassimilation arrivés à différents degrés d'oxydation; elles représentent en quelque sorte les cendres du foyer animal. Leur rôle physiologique est achevé, ils ne peuvent plus servir ni à la nutrition, ni à la formation de nouveaux tissus, et ils sont expulsés comme corps étrangers désormais inutiles.

Ces principes se forment-ils au détriment de l'urée? L'état sous lequel nous les trouvons, est-il un signe de faiblesse de l'organisme impuissant à les transformer en urée, dernier degré de l'échelle des oxydations?

Leur présence dans l'urine, même à l'état physiologique, résout pleinement cette question.

Il nous répugne d'admettre, et il est contraire aux saines notions de physiologie de supposer que, dans un organisme fonctionnant normalement, les éléments histologiques n'arrivent pas à leur évolution complète. Si nous rencontrons à l'état normal, dans les liquides excrémentitiels, des corps à des degrés divers d'oxydation, c'est qu'ils sont autorisés à y paraître sous cette forme, et ils y occupent leur place naturelle et légitime. La différence de leur origine (tissu fibreux, mus-

culaire, nerveux, parenchymateux) explique la multi-
plicité de leurs formes.

Il nous resterait à parler de leur rôle pathologique.
Cette question trouve sa solution naturelle dans la discussion de nos analyses ; nous nous réservons d'y répondre à ce moment.

CHAPITRE II.

Avant d'entrer dans le corps de notre travail et
d'aborder le chapitre des observations, il nous a paru
utile et même nécessaire d'indiquer, en quelques
mots, la façon dont nous avons conduit nos recherches.

Le manuel opératoire, appliqué à ce genre d'études,
est loin de présenter de l'uniformité ; les méthodes et
les procédés sont encore livrés à l'arbitraire de chaque
auteur.

Qu'il nous soit même permis d'exprimer, à ce propos, le regret de ne pas voir des procédés, reconnus
bons, généralement adoptés ; les résultats ainsi obtenus seraient parfaitement comparables entre eux et
mettraient fin à beaucoup de discussions.

Nous nous sommes servi des *méthodes volumétriques :*
méthode de Liebig pour l'urée, méthode de Mohr
pour le chlorure de sodium. Le reproche qu'on leur
a fait de manquer d'une exactitude absolue s'adresse
tout autant aux autres méthodes ; les soins et l'habi-

leté opératoire réduisent, du reste, les erreurs à de très-minimes proportions, parfaitement négligeables dans des recherches cliniques.

Elles présentent, par contre, l'avantage de simplifier et d'abréger considérablement les analyses, et d'être ainsi abordables au médecin.

Nous pourrions même dire que nous n'étions pas libres de donner la préférence à une autre méthode, car, depuis que ces procédés ont pris pied dans la science, la plupart des analyses ont été faites par leur moyen ; nous étions donc obligé de nous y conformer pour avoir des données comparables à celles des autres auteurs.

Le dosage des matières extractives de l'urine a été fait par différence, à l'exemple des analyses de Hepp ; comme lui, nous comprenons sous le nom d'*extractif*, *l'ensemble des matières organiques de l'urine à l'exception de l'urée et de l'acide urique* (dans le cas où nous avons dosé ce dernier séparément)

Nous désignons avec Chalvet par *matières extractives du sang, tous les éléments du sang solubles dans l'alcool absolu.* A l'état normal, il y en a 5 grammes pour mille.

Nos analyses portent sur la totalité des urines excrétées dans les 24 heures.

La sécrétion urinaire étant, de toutes les sécrétions, la plus sujette aux variations brusques, il semble que cette condition soit de rigueur ; et cependant nous rencontrons tous les jours des analyses où le dosage est fait pour mille, sans indication de la quantité des 24 heures. De pareils résultats ne méritent aucun crédit, ils ne peuvent entrer en discussion, et exposent aux erreurs les plus grossières ceux qui les acceptent.

Il est vrai qu'il est souvent pénible de recueillir les urines de la journée : d'un côté, l'insouciance des malades et des personnes chargées de ce soin, de l'autre, la gravité de la maladie nous ont souvent forcé d'interrompre la série de nos recherches ; mais nous avons préféré renoncer à une analyse plutôt que de donner des résultats incomplets ou erronés.

Pour rendre plus frappante l'étendue des erreurs qu'on commet en négligeant cette précaution, nous avons reporté sur un de nos tableaux (tabl. II) l'analyse pour mille à côté de celle des 24 heures. Ce tableau a été pris au hasard, tous les autres n'auraient pas été moins démonstratifs.

La composition moyenne de l'urine, à l'état physiologique, indiquée par Hepp, nous a servi de terme de comparaison ; nous l'avons inscrite en tête de nos tableaux. Les chiffres de ce savant chimiste sont le résultat d'un grand nombre d'analyses se rapportant à cette classe de la population qui fréquente les hôpitaux.

Il semble, de prime abord, que des résultats obtenus dans ces conditions soient à l'abri de toute critique. Il n'en est rien. Ces moyennes sont celles de personnes bien portantes chez lesquelles l'alimentation élève le chiffre des matières solides de l'urine, tandis que c'est la composition des *urines de la diète* qu'il faudrait prendre pour point de comparaison dans les maladies.

Quelques physiologistes ont essayé d'indiquer ces chiffres, mais ils ne sont pas arrivés à des résultats concordants. Brattler (1) trouve, chez un sujet bien portant et avec une alimentation mixte, 31 grammes d'urée en 24 heures ; le même sujet, soumis au régime de deux bouillons avec une tranche de pain grillé, n'en éliminait plus que 24 grammes.

Nous avons aussi tenté quelques recherches dans cette direction ; nos résultats sont peu nombreux, car on comprend la difficulté de trouver à l'hôpital un grand nombre de sujets sains, soumis à la diète ou qui consentent à s'y soumettre dans un but d'expérimentation. En supposant même qu'on réalise toutes ces conditions, la moyenne obtenue n'aurait qu'une valeur relative, car ce n'est que la moyenne de chaque individu en particulier qui soit un point de comparaison parfaitement exact. Nos propres recherches ne nous indiquent, chez l'adulte soumis à la diète, guère au delà de 22 grammes d'urée par jour, et n'atteignent jamais le chiffre 30 grammes que nous avons adopté. Ces résultats sont malheureusement trop peu nombreux pour que nous essayions d'en substituer les chiffres à ceux que nous avons reconnus se rapprocher le plus de la réalité.

En insistant sur tous ces points, nous avons voulu mettre le lecteur en garde contre la foi aveugle dans un chiffre, même dans une question qui, *à priori*, paraît susceptible d'une précision mathématique.

Nous avions eu, un moment, l'idée de faire le *tracé graphique* de nos résultats, des courbes d'urine à l'instar des courbes de température. Après quelques

---

(1) Brattler. *Loc. cit.*

essais, nous avons acquis la conviction que des tableaux ainsi tracés étaient d'une lecture pénible et difficile. Le grand nombre de courbes qui devaient figurer sur le même tableau (quantité d'urines, urée, matières extractives, chlorure de sodium, température) donnaient des lignes qui, en se croisant et en se mêlant, formaient un lacis presque inextricable. Loin de permettre d'embrasser d'un coup d'œil l'ensemble des résultats et de faire ressortir les rapports entre les différents éléments, on n'avait plus qu'un ensemble diffus et presque indéchiffrable. Nous y avons donc renoncé.

Pour nous guider dans la discussion des observations et pour nous faciliter l'appréciation des faits, nous avons cherché des divisions. Nous les avons trouvées dans la marche même de l'évolution fébrile.

Dans toute fièvre on peut distinguer, en dehors de la période d'ascension que nous n'avons jamais pu observer, trois périodes :

1° Période *d'état* ou *fébrile* ;

2° Période de *déclin* ou *défervescence* ;

3° Période de *convalescence* ou période *post-fébrile* (afébrile).

C'est d'après cette division que nous avons partagé nos tableaux des urines en :

1° Urines de la *période fébrile* ;

2° Urines de la *période* de *défervescence* ;

3° Urines de la *convalescence*.

DEUXIÈME PARTIE.

CHAPITRE III.

OBSERVATION I. — TABLEAU I.

FIÈVRE TYPHOÏDE.

*Fièvre typhoïde à longue durée. — Défervescence tardive vers le
39ᵉ jour. - Phénomènes ataxo-adynamiques graves. — Rétention des matières extractives dans le sang. — Guérison.*

T... Charles, âgé de 28 ans, employé au chemin de fer, entre
à l'Hôtel-Dieu, le 11 mai 1872, salle Sainte-Jeanne, lit n° 15. (Service de M. le professeur Béhier.)

La maladie a débuté, au dire du malade, environ 10 jours
avant son entrée par des douleurs dans la région lombaire et
de la céphalalgie. Pas de frisson initial. On constate, lors de
l'entrée, un certain degré de prostration. Le visage est coloré, la
peau chaude et sèche, la langue blanche au centre et rouge sur
les bords.

Inappétence et même dégoût des aliments, soif très-vive, ni
vomissements, ni diarrhée. Ventre souple, non douloureux,
non gargouillant. Absence de taches rosées, lenticulaires.

Rien à signaler du côté des voies respiratoires. T. 40°; P. 88.
12 mai (11ᵉ jour). T. 40°; P. 82. — Soir : T. 40°; P. 96.

Fièvre typhoïde
Observation I. Tableau I.

Mai	Jour	Matin T	Matin P	Soir T	Soir P	Urines des 24 heures	Densité	Matières solides	Matières organiques	Urée	Ac. urique et mat. extractive	Matières inorganiques	Chlorure de sodium	Observations
État normal		38°5	75	37°2	80	1700	1018	5800	42.00	30.00	12.00	13.00	9.00	
13	12e	40°	96	39°5	92	1700	1019	61.20	50.66	35.70	14.96	10.54	7.65	R. acide, albumine - traces
14	13e	39°	88	39°6	92	1500	1018	46.50	41.70	25.50	16.90	4.80	7.80	id dépôt nul
15	14e	39°4	80	40°	88	1400	1017	49.28	49.90	24.50	19.40	5.32	2.10	id
16	15e	39°4	80	40°	92	1850	1019	53.70	46.17	35.10	11.07	7.56	5.5	id
17	16e	40°	92	40°2	96	1700	1017	54.40	45.56	35.70	9.86	8.84	5.78	id
18	17e	40°	96	40°	96	1800	1016	51.66	40.32	25.40	14.22	11.34	7.20	id
19	18e	40°	92	41°	96									id
20	19e	40°	92	40°4	104	1850	1020	53.24	52.92	35.40	17.52	7.52	5.04	id Mat. extract. sans 7 gr
21	20e	40°8	96	40°4	104									
22	21e	40°	92	39°9	92	1850	1021	54.60	48.20	24.15	24.05	3.40	4.83	id
23	22e	40°	96	39°4	100	1200	1018	48.60	42.36	20.60	21.96	6.24	4.80	id
24	23e	40°	96	40°2	92	1800	1019	55.64	50.05	23.60	21.25	5.59	4.94	id
25	24e	39°4	96	40°2	100	900	1019	56.90	32.60	19.80	12.80	4.50	5.60	id
26	25e	39°4	96	40°	92	1850	1021	70.85	63.13	33.13	30.00	7.12	5.00	R. alcaline
27	26e	40°	92	40°4	100	1100	1019	45.10	38.18	13.75	24.53	6.52	5.50	R. acide
28	27e	38°2	88	39°2	100	1050	1016	51.98	41.75	34.85	5.10	10.28	8.25	id
29	28e	38°5	84	38°	128	900	1020	91.12	16.82	10.20	5.32	4.60	2.55	R. alcaline
30	29e	39°5	104	40°4	116									Mat. extract. sans 10 gra.
31	30e		116	40°1	120									Urines insolubles
1er	31e	35°5		39°5	100									
2e	32e	39°	88	39°8	100	1400	1017	46.20	37.52	25.20	12.32	8.68	4.90	id Color jaune opalesc
3	33e			40°4	96	1700	1018	56.25	43.01	27.20	13.84	12.24	9.18	id
4	34e	38°3	88	40°6	96	2300	1015	62.00	31.00	16.00	15.00	11.00	7.00	id
5	35e	37°8		37°4	92	1850	1017	48.52	38.24	24.00	11.24	10.05	5.30	id
6	36e	34°4	100	34°4	188	1050	1020	39.90	33.39	19.95	13.44	6.51	3.46	id
8	38e	38°5	85	38°	100	1200	1020	47.64	38.88	23.40	15.48	5.16	4.80	id
9	39e	38°	92		104	1000	1015	47.20	38.08	22.40	15.68	9.12	5.25	R. acide
10	60e	38°5	100			2100	1012	36.75	27.95	18.90	9.05	8.82	5.70	R. alcaline color jaunespâle
14	44e	37°4	92	38°2	92	2400	1011	43.20	23.32	20.40	9.92	14.88	12.60	R. acide
23	56e	34°4		39°5	112	2000	1011	43.00	25.60	12.00	9.60	17.60	14.00	id

13 mai (12ᵉ jour). T. 40°; P. 96.— Langue blanche et sale. Soif très-vive ; le malade boit deux à trois litres de tisane par jour. Traces d'albumine dans les urines. On donne 2 grammes d'ipéca. T. 39°,5; P. 92.

14 mai (13ᵉ jour). Insomnie, agitation la nuit. T. 39°,6; P. 88. — Soir : T. 39°,5; P. 92.

15 mai (14ᵉ jour). T. 39°,4; P. 80. Sueurs abondandes. Subdélirium. Diarrhée. T. 40°; P. 88.

16 mai (15ᵉ jour). T. 39°,4; P. 80. — Soir : T. 40°; P. 92. Même état que la veille. Insomnie. On prescrit des lotions vinaigrées.

17 mai (16ᵉ jour). T. 40°; P. 92. — Soir : T. 40°,2; P. 96.

18 mai (17ᵉ jour). T. 40°; P. 96.— Soir : T. 40°; P. 96.

19 mai (18ᵉ jour). T. 40°; P. 92. — Soir : T. 41°; P. 92.

20 mai (19ᵉ jour). T. 40°; P. 92. — Soir: T. 40°,4; P. 104. Insomnie, sueurs copieuses, diarrhée.

21 mai (20ᵉ jour). T. 40°,6; P. 96. — Soir : T. 40°,4; P. 104.

22 mai (21ᵉ jour). T. 40°; P. 92. — Soir: T. 39°,7; P. 96.

23 mai (22ᵉ jour). T. 40°; P. 96. — Soir: 39°,9; P. 100.

24 mai (23ᵉ jour). T. 40°; P. 96. — Soir: T. 40°,2 ; P. 92. Langue sèche, ventre ballonné, diarrhée continuelle.

25 mai (24ᵉ jour). T. 39°,4; P. 96. — Soir : T. 40°,2; P. 100. Le malade tousse, on entend quelques râles sous-crépitants à droite.

26 mai (25ᵉ jour). T. 39°,4; P. 96. — Soir : T. 40°; P. 92.

27 mai (26ᵉ jour). T. 40°; P. 92. — Soir : T. 40°,4; P. 100. On note de la prostration, du délire, des soubresauts tendineux. Soif très-vive, le malade boit jusqu'à 4 litres de tisane par jour. On trouve en bas, du côté droit, un peu d'hypostase pulmonaire. On prescrit : Potion de Todd, 80 gr. et une potion avec 0ᵍʳ,50 de musc.

28 mai (27ᵉ jour). T. 38°,2; P. 88. Agitation et délire pendant la nuit. Sueurs abondantes. T. 38°,2; P. 106.

29 mai (28ᵉ jour). Le délire persiste, le pouls est fortement dicrote. Les urines répandent une forte odeur de musc. T. 38°,3; P. 84. — Soir : T. 38°; P. 128.

30 mai (29ᵉ jour). T. 39°,5; P. 104. Dans la matinée, le malade est plus éveillé; le soir, les accidents se reproduisent. Soir: T. 40°,4; P. 116. Urines involontaires.

31 mai (30ᵉ jour). Soir : T. 40°,1; P. 120.

1ᵉʳ juin (31ᵉ jour). T. 38°,3. — Soir : 39°,5; P. 100. L'état général s'est un peu amélioré. Les urines sont encore involontaires.

2 juin (32ᵉ jour). Le délire a cessé; le facies est meilleur; la

langue redevient humide; les urines sont volontaires. T. 39°;
P. 88. — Soir: T. 39°,8; P. 100.

3 juin (33ᵉ jour). Soir: T. 40°,4; P. 96. Tendance aux eschares
sur les fesses.

4 juin (34ᵉ jour). T. 38°,3; P. 88. — Soir: 40°,6; P. 96. Il n'y a
plus de diarrhée.

5 juin (35ᵉ jour). T. 37°,8. — Soir: T. 37°,4; P. 92.

6 juin (36ᵉ jour). T. 38°. — Soir: T. 39°,8; P. 100.

7 juin (37ᵉ jour). T. 37°,4; P. 100. — Soir: T. 39°,2; P. 108.

8 juin (38ᵉ jour). T. 38°,5; P. 88. — Soir: T. 38°; P. 100.

9 juin (39ᵉ jour). T. 38°; P. 92. — Soir: T. 37°,2; P. 104. Le
mieux va en s'accentuant chaque jour. On observe de fortes rémissions fébriles.

10 juin (40ᵉ jour). T. 38°,6; P. 100.

14 juin (44ᵉ jour). On alimente le malade. La température est
à peu près normale. T. 37°,4; P. 96. — Soir: T. 38°,2; P. 92. Le
malade est entré en convalescence. Les jours suivants, on observe
une nouvelle élévation thermique due à la formation d'un abcès
dans l'aisselle droite. L'ouverture de cet abcès, pratiquée le 17 juin,
fait cesser tous les accidents.

Résumé sommaire de l'observation. — Cette observation est intéressante à plusieurs points de vue : 1° la
longue période fébrile marquée par des températures
très-élevées ; 2° une crise urinaire le 26ᵉ jour ; 3° le
développement subit, vers le 27ᵉ jour, de phénomènes
ataxo-adynamiques d'une gravité tout exceptionnelle.

A quel jour faut-il placer le moment de la défervescence ? Le thermomètre ne nous fournit, à cet effet,
que des indications peu précises, vu la lenteur et l'ir-
régularité de l'abaissement thermique et la recrudescence fébrile causée par le développement d'un abcès
dans l'aisselle. L'examen des urines nous permet de
fixer cette date au 39ᵉ jour environ.

Urines de la période fébrile. — Nous comprenons

par là la série des analyses du 12ᵉ au 39ᵉ jour de a
maladie.

La quantité des 24 heures est assez élevée; elle at
teint, malgré la fièvre, la normale ou s'en rapproche
très-sensiblement.

Les matières organiques sont à un chiffre élevé et
dépassent la quantité physiologique, ce qui, vu la
diète, est une augmentation considérable. Ce n'est que
dans les derniers jours de la période fébrile qu'elles
subissent une légère diminution.

L'urée suit la même marche; elle présente, en
outre, de nombreuses oscillations d'un jour à l'autre.

Augmentation souvent très-considérable des matières extractives. Le 25ᵉ jour, leur quantité a presque
triplé : 30 grammes. Si nous cherchons à formuler
une loi qui règle les rapports de l'urée à ceux des matières extractives, nous voyons ces deux éléments suivre
en général une marche inverse l'un de l'autre : quand
l'urée augmente ou diminue, les matières extractives
diminuent ou augmentent. Ce rapport est très-nette-
ment exprimé dans les six premières analyses; il n'est
plus ni aussi marqué ni aussi constant dans la suite.
Le 24ᵉ jour, il y a diminution à la fois de l'urée et des
matières extractives, tandis que le 25ᵉ jour il y a
augmentation simultanée. On n'est donc pas autorisé
à dire qu'il y a substitution pure et simple de l'un de
ces éléments à l'autre. Les matières extractives peuvent dépasser l'urée; 22ᵉ, 25ᵉ, 26ᵉ jour, tandis qu'à
l'état normal leur rapport est de 1 : 2,5.

Les matières inorganiques et surtout le chlorure de
sodium sont constamment diminués.

La réaction est acide. Pas de sédiment. Traces d'albumine.

En passant de cet aperçu général à l'examen du tableau dans ses détails, nous trouvons une première perturbation le 25ᵉ jour. A ce moment il se fait une véritable évacuation critique, qui se caractérise, non par un chiffre élevé de la quantité des urines, 1,250 cc., mais par une élimination exagérée des matières organiques et principalement des matières extractives, qui arrivent au chiffre colossal de 30 grammes. Cette crise est temporaire et n'impressionne pas la marche de la température.

Une deuxième perturbation se montre vers le 27ᵉ jour. A ce moment apparaissent des phénomènes ataxo-adynamiques graves.

L'urine participe à ce changement subit de la marche de la maladie. Du 26ᵉ au 27ᵉ jour, les matières extractives tombent de 24 gr. 53 à 7 gr. 10, sans diminution parallèle des autres éléments. Le lendemain, 28ᵉ jour, il n'y en a plus que 6 gr. 32. A ce moment les accidents se sont montrés.

Que sont devenues les matières extractives que nous ne retrouvons plus dans les urines?

L'examen du sang nous en donne la solution : son analyse du 29ᵉ jour donne 10 gr. 50 de matières extractives pour 1,000 (à l'état physiologique il n'y a que 5 grammes). L'augmentation de matières extractives du sang correspond d'un côté à une diminution dans les urines, de l'autre au développement d'accidents ataxo-adynamiques. Une analyse faite dix jours auparavant n'en donne que 7 grammes pour le sang et

17 gr. 52 pour l'urine. A ce moment le malade ne présente aucun symptôme alarmant. Il résulte de tous ces faits que l'apparition de phénomènes ataxo-adynamiques, dans le cours d'une fièvre typhoïde, coïncide avec une accumulation de matières extractives dans le sang et une diminution dans les urines.

Nous nous bornons, pour le moment, à la constatation pure et simple de ce fait, en nous réservant d'en déduire plus tard la conclusion légitime.

Urines de la défervescence. — Nous avons pris le 39° jour pour le jour de la défervescence et c'est l'examen des urines qui nous a guidé dans la détermination de cette époque. Nous constatons à ce moment une augmentation de la quantité d'urines, 2,100 c. c., véritable polyurie, non passagère, mais persistant les jours suivants en s'exagérant.

Diminution des matières organiques, elles tombent de 38 gr. 08 à 27 gr. 93; les matières extractives plus que l'urée accentuent cette chute: au lieu des 15 gr. 08 de la veille il n'y a plus que 9 gr. 03. Cette diminution persiste dans la suite.

Le chlorure de sodium augmente graduellement.

En résumé, nous observons à un certain moment :

1° Augmentation de la quantité d'urine ;

2° Diminution subite et considérable des matières organiques ;

3° Diminution et abaissement au-dessous de la normale des matières extractives ;

4° Augmentation du chlorure de sodium.

La réunion de ces quatre facteurs caractérise pour nous le moment de la défervescence ; elle annonce que les combustions intraorganiques ont cessé, et que l'organisme tend à revenir à son état normal.

Voilà les données que l'examen de l'urine nous fournit pour la détermination du moment précis du début de la convalescence.

Urines de la convalescence. — Ses caractères sont ceux que nous venons de signaler, car la défervescence n'est que la première phase de la convalescence.

Le malade est devenu polyurique, 2,100, 2,400 c. c. ; mais cette *polyurie* est une hydrurie. La quantité d'eau seule a augmenté, le total des matières solides et surtout celui des principes organiques tombe au-dessous de la quantité physiologique. L'organisme ne vit plus aux dépens de sa propre substance, la dénutrition cesse ou se réduit à un minimum, et le sujet répare les pertes causées par une longue autophagie.

Les matières organiques seules remontent au taux normal ; elles finissent même par le dépasser, car le malade s'alimente copieusement.

Les urines de la convalescence sont caractérisées :

1° Par leur abondance ;

2° Par la diminution des matières organiques et surtout des matières extractives.

3° Par l'abondance des éléments organiques.

		Matin		Soir		Urines des 24 heures	Densité	Matières solides	Matières organiques	Urée	Ac. urique et Matières azotées	Matières inorganiques	Chlorure de sodium	Observations
		T.	P.	T.	P.									
État normal		36.8	76	37.2	80	1700	1018	56,00	42.00	30.00	12.00	13.00	9.00	
Mois	Jour													
21	5e	39.4	76	39.6	88	800	1030	68.00	58.30	38.20	20.10	9.70	5.80	R. acide : Dép. d'urates
25	9e	39.9	96	40	100	600	1029	47.40	40.98	15.90	25.02	6.48	4.32	id. Ac. urique : 0.45. Sang : 9.00 de mat. extractives
27	11e	39.3	88	38	84	600	1026	39.72	31.92	11.10	20.82	7.80	5.10	id.
28	12e	38.8	88	40	88									
7	22e	37.5	96	38	84	2.400	1013	42.72	24.00	20.40	3.60	18.80	12.48	id.
10	25e	37.6	84	37.8	96	2.000	1013	34.40	22.00	19.20	3.00	12.40	9.00	id. Alimentation.
12	27e	37.4	88			2.300	1013	39.10	26.45	23.40	3.45	12.65	9.89	id.
								85.00	72.87	47.75	25.12	12.18	9.70	
								79.00	68.20	26.50	41.70	10,80	7.20	
								66,20	53.20	18.50	34.70	13.00	8,50	
								17.80	10.00	8.50	1.50	7.80	5.20	
								17.20	11.00	9,50	1.50	6.20	4.50	
								17.00	11.50	10.00	1.50	5.50	4.30	

Dosage évalué à 1000 centimètres cubes.

OBSERVATION II. — TABLEAU II.

FIÈVRE TYPHOÏDE.

*Fièvre typhoïde contractée à l'hôpital. — Ictère catarrhal. —
Apparition de la fièvre typhoïde après la guérison de l'ictère.
— Polyurie de la convalescence. — Guérison.*

D.... François, âgé de 20 ans, garçon de salle, entre à l'Hôtel-Dieu, salle Sainte-Jeanne, lit n° 27, le 27 février 1872. (Service
de M. le professeur Béhier, suppléé par M. le docteur Ball.)

Le malade est d'une constitution fortement débilitée par les
privations et les fatigues. Il présente un ictère de nature ca-
tarrhale avec diarrhée et vomissements. L'ictère se dissipe rapidement sous l'influence de la diète et d'une application de ventouses sur la région hépatique. Le malade se lève.

17 mars (1er jour). Début de la fièvre typhoïde par des frissons
et du vomissement. Soir : T. 39°,8 ; P. 96.

18 mars (2e jour). Agitation et rêvasseries. Douleurs à la pression dans la fosse iliaque droite, gargouillements. Céphalalgie,
pas d'épistaxis. Taches bleues sur le ventre et sur les jambes des
deux côtés. T. 39°,4 ; P. 80. — Soir : T. 40° ; P. 100.

19 mars (3e jour). T. 39°,2 ; P. 88. — Soir : T. 40° ; P. 84.

20 mars (4e jour). T. 38°,6 ; P. 88. La langue est humide, mais
chargée. Constipation. Taches bleues encore apparentes. Bronchite légère. Soir : T. 40° ; P. 84.

21 mars (5e jour). T. 39°,4 ; P. 76. — Soir : T. 39°,6 ; P. 88.

22 mars (6e jour). T. 39°,2 ; P. 80. — Soir : T. 39°,4 ; P. 88.
Quelques troubles nerveux.

23 mars (7e jour). T. 39°,4 ; P. 84. Chaleur mordicante. Grande
agitation, pupilles dilatées. Soir : T. 40° ; P. 100.

24 mars (8e jour). La langue se sèche, diarrhée avec quatre
selles par jour.

25 mars (9e jour). Agitation continuelle. Urines rares et concentrées. Analyse du sang. T. 39°,9 ; P. 96. — Soir : T. 40° ;
P. 100. Lotions vinaigrées.

26 mars (10e jour). T. 39°,2 ; P. 96. — Soir : T. 39°,6 ; P. 100.

27 mars (11e jour). T. 39°,2 ; P. 88. Le malade est devenu calme.
Soir : T. 38° ; P. 84.

28 mars (12e jour). T. 38°,2 ; P. 88. — Soir : T. 40° ; P. 88.

29 mars (13e jour). T. 38°,6 ; P. 92. — Soir : T. 38°,3 ; P. 92.
Abattement ; la diarrhée a diminué.

31 mars (15e jour). T. 38°; P. 76. — Soir : T. 38°,2; P. 92. Les jours suivants, la température continue à osciller entre 37° et 38°,5. Le malade va mieux et le mieux se maintient. Il entre en convalescence.

7 avril (22e jour). T. 37°,5; P. 96. — Soir : T. 38°; P. 84.

10 avril (25e jour). T. 37°,6; P. 84. — Soir : 37°,8 ; P. 96. On accorde une portion alimentaire.

12 avril (27e jour). T. 37°,4; P. 88. Le lendemain, le malade, en pleine convalescence, quitte le service pour l'asile de Vincennes.

Résumé sommaire de la maladie. — Le cours de cette fièvre typhoïde n'est signalé que par quelques troubles nerveux : insomnie, agitation.

Le mouvement fébrile est assez intense ; le douzième jour, au soir, on note encore 40°. A partir de ce moment, la fièvre diminue en même temps que les phénomènes généraux s'amendent. Défervescence, lente, graduelle, irrégulière.

Urines de la période fébrile. — La quantité oscille entre 600 et 800 c. c. ; la diarrhée rend compte de cette diminution de quantité.

Augmentation absolue des matières organiques pendant la première semaine ; plus tard il y a diminution.

L'urée, sauf dans la première analyse, est diminuée ; elle tombe à 15 gr. 90, et même à 11 gr. 10. Y aurait-il eu perte d'urée par les selles ? Nous l'ignorons.

A l'inverse de l'urée, les matières extractives sont augmentées d'une façon permanente ; le rapport de l'urée aux matières extractives, qui à l'état normal est 2,5 : 1, est remplacé par cette autre proportion, 1 : 2.

L'analyse du sang, faite au neuvième jour, donne 9 gr. 60 de matières extractives; l'urine en contient, à ce moment, 25 gr. 02, c'est-à-dire augmentation parallèle des matières extractives dans le sang et dans l'urine ; en même temps le malade présente de l'agitation et quelques troubles nerveux.

Il est instructif de rapprocher cette observation de l'Obs. I. Dans les deux cas, il y a augmentation des matières extractives dans le sang et aggravation des symptômes ; mais, quant à la violence des accidents, le cas actuel est loin d'être comparable au premier, bien que la quantité des matières extractives ne diffère que de peu : Obs I : 10 gr. 50 ; Obs. II : 9 gr. 60. A quoi attribuer la différence des accidents ? Chez le malade (Obs. II.), l'excrétion marche parallèlement à la formation, l'urine élimine par jour 20 à 25 grammes de matières extractives ; elle ne font que leur apparition dans le sang pour être aussitôt rejetées ; une augmentation simple ne suffit pas pour provoquer des accidents, il faut une rétention. Il est même très-probable que certains de ces principes, circulant pendant quelque temps dans l'organisme, s'y modifient et acquièrent de nouvelles propriétés plus toxiques.

Urines de la convalescence. — Les deux périodes, fièvre et convalescence, figurent sur notre tableau des urines en caractères tellement saillants qu'on croirait avoir sous les yeux des analyses de deux sujets complétement différents, et non celles de deux périodes différentes de la même maladie.

A l'*oligurie* de la fièvre succède la *polyurie*, au lieu de 600 et 800 c. c., il y a 2,400, 2,300 c. c.

Diminution des matières organiques.

Les matières extractives sont très-basses et le rapport entre elles et l'urée qui, pendant la première période, se chiffrait par 1 : 2, devient 6 : 1.

La même remarque s'applique aux matières inorganiques des deux périodes.

Cette observation nous a servi pour mettre en regard d'une analyse des urines des 24 heures un dosage pour mille (Voy. tableau II).

Ce tableau se passe de commentaires ; aussi, sans y insister, nous ne ferons qu'indiquer la révolution totale dans les résultats :

Au lieu d'une diminution des matières inorganiques pendant la fièvre et d'une augmentation pendant la convalescence, nous trouvons un résultat diamétralement opposé. L'urée, au lieu de remonter pendant la convalescence, tombe au contraire.

OBSERVATION III. — TABLEAU III.

FIÈVRE TYPHOÏDE.

Fièvre typhoïde à phénomènes adynamiques pendant le deuxième septénaire. — Traitement par la potion de Todd. — Epistaxis répétées. — Leucocythose. — Hypostase pulmonaire. — Hématurie avec albuminurie passagère. — Guérison.

R.... Albert, âgé de 15 ans, entre à l'Hôtel-Dieu, salle Sainte-Jeanne, lit n° 10, le 7 mars 1872. (Service de M. Béhier, suppléé par le docteur Ball.) La maladie a débuté par de la céphalalgie et des douleurs dans le bas de la région dorsale. Pas d'épistaxis. Langue humide ; constipation. Soir : T. 41°,6 ; P. 128. On prescrit de l'eau de Sedlitz.

8 mars. T. 39°,8 ; P. 95. Grande agitation sans délire. Vertiges Pas de diarrhée. T. 41° ; P. 116. On prescrit un bain tiède.

9 mars. T. 40°,8 ; P. 100. Soir : 41°,3 ; P. 112. Potion avec musc, 0gr,50.

10 mars (7° jour). T. 40°,7 ; P. 104. Apparition de taches rosées, lenticulaires. Lèvres sèches ; langue humide et couverte d'un enduit jaune sale. Légers tremblements fibrillaires dans les

Fièvre typhoïde

Observation III   Tableau III.

		Matin		Soir		Urines en 24 heures	Densité	Matières solides	Matières organiques	Urée	Ac. urique et mat. extractif	Matières inorganiques	Chlorure de Sodium	Observation
		T	P	T	P									
État normal		36°8	76	37°2	80	1700	1018	56.00	42.00	30.00	12.00	13.00	9.00	
Mars	Jour													
11	8ᵉ	40°4	104	40°8	108	700	1020	57.10	52.06	22.70	29.36	5.04	1.40	R acide
12	9ᵉ	39°6	100			900	1025	58.50	53.82	17.10	36.72	4.68	1.08	id acide urique 0.72
13	10ᵉ	40°7	100	41°5	114									
14	11ᵉ	40°2	108	40°2	112									
15	12ᵉ	39°8	104	40°6	116	800	1020	38.84	34.88	23.20	11.68	3.36	1.52	id
16	13ᵉ	40°2	118	39°9	116	1200	1019	56.16	52.08	32.40	19.68	4.08	1.68	id
17	14ᵉ	40°0	108	40°0	116	1400	1018	59.08	54.18	39.20	14.98	4.90	2.38	id
18	15ᵉ	39°4	104	39°9	104									
19	16ᵉ	38°8	104	39°3	104	1700	1016	59.16	49.30	39.10	10.20	9.86	2.38	id
22	19ᵉ	39°8	94	40°5	114	2000	1015	56.00	51.40	19.00	32.40	4.60	2.60	R alcaline
23	20ᵉ	39°4	"	39°6	100	1500	1016	50.95	42.45	19.50	22.58	7.80	3.15	id Hématurie
26	23ᵉ	38°0	80	38°9	100	2000	1016	60.40	49.20	25.00	24.20	14.20	9.00	id
4	32ᵉ	37°4	84	37°8	80	1400	1018	43.68	25.20	16.80	8.40	18.48	14.70	id

Fièvre typhoïde

Observation IV.   Tableau III.

		Matin		Soir		Urines en 24 heures	Densité	Matières solides	Matières organiques	Urée	Ac. urique et mat. extractif	Matières inorganiques	Chlorure de Sodium	Observation
Janv.	Jour	T	P	T	P									
14	7ᵉ	39°0	"	39°5	"	1050	1025	59.85	54.39	35.70	14.49	5.46	3.70	R acide
19	12ᵉ	38°3	84	39°8	94	1300	1015	35.10	32.24	26.13	6.11	2.86	2.60	R alcaline
21	14ᵉ	39°2	88	38°4	76									
22	15ᵉ	37°2	80	37°6	68	1900	1012	45.98	39.33	21.85	17.48	6.65	3.99	R acide
24	17ᵉ	37°4	68	39°8	60	1000	1017	30.50	27.00	16.50	10.50	3.50	2.50	id

muscles. Soir : T. 41°,2 ; P. 104. On prescrit un bain et un purgatif.

11 mars (8e jour). Moins d'agitation que la veille. Dicrotisme
très-marqué du pouls. T. 40°,4 ; P. 104. — Soir : T. 40°,8 ; P. 108.

12 mars (9e jour). T. 39°,6. Épistaxis.

13 mars (10e jour). Ventre ballonné sans empâtement. Prostration considérable ; stupeur intellectuelle ; délire tranquille.
Soif vive ; urines involontaires ; selles fréquentes, claires, bi-
lieuses. On prescrit une potion de Todd, 60 gr. T. 40°,7 ; P. 100.
— Soir : T. 41°,5 ; P. 114.

14 mars (11e jour). T. 40°,2 ; P. 108. — Soir : T. 40°,2 ; P. 112.
Épistaxis abondantes dans la soirée. Augmentation très-appré-
ciable des globules blancs du sang. On continue la potion de
Todd et l'on ajoute du vin de Bagnols.

15 mars (12e jour). T. 39°,8 ; P. 104. Rougeur au sacrum et nombreuses taches lenticulaires en cet endroit. Pouls dicrote. Soubresauts des tendons. Le ventre est fortement météorisé ;
diarrhée. Épistaxis. Soir : T. 40°,6 ; P. 116.

16 mars (13e jour). T. 40°,2 ; P. 116. Soir : T. 39°,9 ; P. 116. Un
peu de délire la nuit précédente.

17 mars (14e jour). T. 40° ; P. 108. — Soir : T. 40° ; P. 116.

18 mars (15e jour). T. 39°,4 ; P. 104. — Soir : 39°,9 ; P. 104. Présence d'une plaque blanchâtre sur le pharynx ; l'examen au mi-
croscope la montre formée uniquement de sporules. Le liquide
buccal est fortement acide.

19 mars (16e jour). T. 38°,8 ; P. 104. — Soir : T. 39° ; P. 104.

20 mars (17e jour). T. 38°,9 ; P. 100. — Soir : T. 38°,7 ; P. 88.
Épistaxis.

21 mars (18e jour). T. 39°,4. — Soir : T. 39°,3 ; P. 100. Épistaxis.

22 mars (19e jour). T. 39°,8 ; P. 94. — Soir : T. 40°,5 ; P. 114.
Langue sèche, enduit fuligineux sur les lèvres. Quelques crachats visqueux. Diurèse abondante : 2,000 c. c.

23 mars (20e jour). T. 39°,4. — Soir : T. 39°,6 ; P. 100. Urines
abondantes, à coloration brun sale ; dépôt consistant en cellules
épithéliales, leucocytes et globules sanguins rouges. Traces d'albumine.

24 mars (21e jour). Vomissements. Respiration pénible. Submatité en arrière et en bas à droite ; quelques gros râles en cet
endroit. Application de ventouses sèches. — Soir : T. 39°,2 ;
P. 104 ; R. 36.

25 mars (22e jour). T. 39°,9. — Soir : T. 39°,2 ; P. 104.

26 mars (23ᵉ jour). T. 38°; P. 80. — Soir : T. 38°,7 ; P. 100·
Pouls dicrote mais régulier. Respiration plus libre. Figure plus
reposée. Les urines renferment encore des traces d'albumine et
quelques globules sanguins.

28 mars (24ᵉ jour). T. 37°,4; P. 76. — Soir : T. 39°,8; P. 96.

28 mars (25ᵉ jour). T. 37°,2; P. 76. — Soir : T. 38°; P. 88.

29 mars (26ᵉ jour). T. 37°,8; P. 88. — Soir : T. 38°,8; P. 100. Le
malade demande à manger. Il n'y a plus de diarrhée. La faiblesse
est encore très-grande, mais l'état général est bon. Dans la suite,
les rémissions matinales sont fortes, et la température du soir
ne dépasse guère 38 degrés. On commence à alimenter le malade. R.... quitte l'hôpital, le 3 mai, pour Vincennes, en pleine
convalescence.

Résumé sommaire de l'observation. — La période
fébrile a été longue et s'est prolongée au delà du
23ᵉ jour. Phénomènes adynamiques pendant le
deuxième septénaire. Urines involontaires. Diurèse
abondante le 19ᵉ jour ; le lendemain, hématurie. Épistaxis abondantes et répétées qui ont beaucoup affaibli le
malade ; aussi la convalescence a-t-elle été très-longue.

Urines de la période fébrile. — Elles comprennent
les analyses du 8ᵉ au 23ᵉ jour de la maladie.

Augmentation notable et permanente des matières
organiques.

L'urée est quelquefois très-élevée, par contre elle
offre des diminutions considérables ; sa quantité ne
présente rien de fixe, ni quant à la période de la maladie, ni quant à la marche de la température.

Les matières extractives sont augmentées, surtout
au début et à la fin de la période fébrile ; l'augmentation est moins marquée du 12ᵉ au 19ᵉ jour, époque
qui coïncide avec l'état adynamique du malade, il y a
même diminution. Cette diminution est d'autant plus

remarquable qu'elle se trouve placée entre deux séries d'analyses qui présentent toutes les deux une forte augmentation : analyses des 8ᵉ et 9ᵉ jours et celles des 19ᵉ, 20ᵉ et 23ᵉ jours. Le traitement par l'alcool a certainement contribué à cette diminution des éléments extractifs. (Voy. Obs. VIII.)

Les courbes de l'urée et des matières extractives suivent des directions constamment divergentes.

Nous signalons une première évacuation critique de matières extractives le 9ᵉ jour ; leur quantité a triplé : 36 gr. 72. Une 2ᵉ crise urinaire s'est faite le 19ᵉ jour ; là aussi, les matières extractives se sont élevées subitement de 10 gr. 20 à 32 gr. 40 : en même temps, il y a eu polyurie. Le 20ᵉ jour est marqué par une légère hématurie précédée, le 19ᵉ jour, par un flux urinaire abondant ; ces deux phénomènes, polyurie et hématurie, doivent être mis sur le compte d'une fluxion momentanée et subite vers les reins.

Urines de la convalescence. — Analyse du 4 avril : Pas de polyurie. Abaissement des chiffres de l'urée et des matières extractives. Augmentation des matières inorganiques.

Malgré notre vif désir, nous n'avons pu faire une analyse du sang. L'affaiblissement du malade, les pertes sanguines répétées par les épistaxis abondantes nous ont fait reculer devant une soustraction de sang même minime ; il a été impossible de recueillir celui qui provenait des épistaxis.

OBSERVATION IV. — TABLEAU III.

FIÈVRE TYPHOÏDE.

Fièvre typhoïde légère. — Éruption généralisée de taches rosées, lenticulaires. — Albuminurie passagère. — Défervescence vers le 14ᵉ jour. — Crise urinaire par élimination abondante de matières extractives.

F... Eugène, âgé de 18 ans, domestique, entre à l'Hôtel-Dieu, salle Sainte-Jeanne, lit nᵒ 41, le 12 janvier 1872 (service de M. le professeur Béhier, suppléé par M. Ball).

Début de la maladie par de la diarrhée bientôt remplacée par de la constipation. Céphalalgie ; épistaxis.

12 janv. (5ᵉ j.). Soir : T. 40°,5 ; P. 120.

13 janv. (6ᵉ j.). Soir : T. 40° ; P. 104.

14 janv. (7ᵉ j.). Signes de bronchite. Apparition de taches rosées, lenticulaires. Nouvelle épistaxis. T. 39°. — Soir : T. 39°,5.

15 janv. (8ᵉ j.). T. 39°,7 ; P. 92. Aspect typhoïde peu prononcé. Éruption de taches rosées, lenticulaires sur le ventre, la poitrine et les cuisses. Albumine dans les urines. T. 40°,6 ; P. 96. On donne 3 gr. de perchlorure de fer.

16 janv. (9ᵉ j.). T. 38° ; P. 92. — Soir : T. 39° ; P. 96. Grande sueur généralisée. Pouls dicrote. Pas de diarrhée. Herpès aux lèvres.

17 janv. (10ᵉ j.). Épistaxis. Plus d'albumine dans les urines. T. 37°,8 ; P. 84. — Soir : T. 39°,2 ; P. 88. Bouillon et potage.

18 janv. (11ᵉ j.). La langue est humide ; l'état général est meilleur. T. 37°,8 ; P. 80. — Soir : T. 37°,8 ; P. 88.

19 janv. (12ᵉ j.). T. 38° ; P. 84. — Soir : T. 39°,8 ; P. 94. Le malade demande à manger.

20 janv. (13ᵉ j.). T. 37°,9 ; P. 76. — Soir : T. 39°,8 ; P. 84.

21 janv. (14ᵉ j.). T. 39°,2 ; P. 88. — Soir : T. 38°,4 ; P. 76. Diarrhée.

22 janv. (15ᵉ j.). T. 37°,2 ; P. 80. — Soir : T. 37°,6 ; P. 68. Diarrhée. Diurèse abondante, 1,900 c.c.

23 janv. (16ᵉ j.). T. 37°,4 ; P. 72. — Soir : T. 38° ; P. 68.

24 janv. (17ᵉ j.). T. 37°,4 ; P. 68. — Soir : T. 37°,8 ; P. 60.

La température continue à osciller pendant quelques jours entre 37° et 38° ; la convalescence s'établit. Le 26 janvier on accorde une portion alimentaire. Dans les premiers jours de février, le malade est envoyé à Vincennes.

Fièvre typhoïde

Observation V   Tableau IV.

Avril	Matin T	Matin P	Soir T	Soir P	Urine des 24 heures	Densité	Matières solides	Matières organiques	Urée	Ac. urique et Mat. extract.	Matières inorganiques	Chlorure de Sodium	Observations
Etat normal Avril	36°.8	76	37°.2	80	1700	1018	56,00	42,00	30,00	12.00	13.00	9.00	
23	"	"	"	"	1000	1020	52,20	48.43	36,11	12.32	3.77	1.50	R. acide
25	"	"	"	"	2000	1013	58,80	52.60	32,00	20.60	6.20	3.20	id
26	"	"	"	"	2000	1013	52 40	44.80	32,00	12.80	7.60	4.20	id
28	38°.4	88	39°.6	80	1900	1012	40,86	35.65	12,16	23.49	5.20	2.00	id
30	39°	92	40°	92	2100	1017	31,71	22.68	15,12	7.56	9.03	5.67	Mal. extract. sang : 4.36
1 Mai	39°	92	39°.6	92	1500	1014	26 40	21.00	10,80	10.20	5.40	3.95	R. Alcaline
2	38°.4	92	40°	96	2000	1011	28,40	20.20	16,40	3.80	8.20	6.80	id Dépôt triple phosphate
3	39°.2	94	39°	88	1100	1020	41,69	32.56	22,65	8.91	9.13	5.28	id id
4	38°.4	88	38°.9	98									id id
5	38°.2	80	39°.5	84	1800	1015	45,90	32.76	22,32	10.44	13.14	8.10	id id
22	"	"	"	.	1850	1012	33,30	19.98	17,57	2.41	13.32	12.02	id id

Observation VI.   Tableau IV.

M.	J.	Matin T	Matin P	Soir T	Soir P	Urine des 24 heures	Densité	Matières solides	Matières organiques	Urée	Ac. urique et Mat. extract.	Matières inorganiques	Chlorure de Sodium	Observations
26	8e	40°.5	132	40°.5	112	1000	1018	43,00	39.10	12,00	24.65	3.90	2.45	Album.: 2,45, Sang : 6.70 : Mal. extract.
29	11e	40°.6	120	40°.6	112	1000	1016	32,10	27.90	8,00	18.65	4.20	1.25	id 1.25, id 7.50.

Résumé de l'observation. — Défervescence précoce et rapide vers le quatorzième jour de la maladie ; le thermomètre tombe de 39°,4 à 37°,2 dans l'espace de 24 heures. Cette chute rapide et prématurée n'est pas dans les mœurs habituelles de la maladie.

Urines de la période fébrile. — Elle embrasse les deux premières analyses. Signalons la diminution anormale des matières extractives le douzième jour et l'albuminurie passagère.

Urines de la défervescence. — Analyse du quinzième jour. Au moment de la descente rapide de la température il se fait une diurèse abondante, 1900 c. c. ; mais ce qui est plus important que le changement de la quantité, c'est le changement de la qualité : évacuation considérable de matières extractives, 17 gr. 48, chiffre qui dépasse tous ceux de la première période. C'est là une crise urinaire au point de vue de l'idée ancienne, l'évacuation, à la fin de la maladie, d'une substance retenue dans l'organisme. Nous différons cependant des anciens par l'explication de ce phénomène ; nous savons que cette substance n'est pas l'élément morbide lui-même, *materies morbi ;* elle n'est pas la cause de la fièvre typhoïde, elle n'en est que le résultat ; cependant, à son tour, elle peut devenir une cause d'accidents ; et dans le cas présent, son excrétion a été un événement heureux.

OBSERVATION V. — TABLEAU IV.

FIÈVRE TYPHOÏDE.

Lap... Paul, âgé de 29 ans, gardien de la paix, entre à l'Hôtel-Dieu, salle Sainte-Jeanne, lit n° 15, le 16 avril 1872.

C'est un homme d'une constitution robuste, d'une bonne santé habituelle. Il est malade depuis quelque temps. Invasion lente, malaise, courbature, toux fréquente, réaction fébrile. Pendant les premiers jours de son séjour à l'hôpital, on constate des signes de bronchite à caractère suspect, toux fréquente surtout la nuit, expectoration muqueuse, aérée. Rien du côté du ventre. Température élevée matin et soir. Le diagnostic reste suspendu jusqu'à ce qu'une éruption de taches rosées lenticulaires et la marche de la température permirent de poser le diagnostic : fièvre typhoïde.

28 avril. T. 38°,4 ; P. 88. — Soir : T. 39°,6 ; P. 80.

30 avril. T. 39° ; P. 92. — Soir : T. 40° ; P. 92.

1er mai. T. 39° ; P. 92. — Soir : T. 39°,6 ; P. 92. Malgré la fièvre continue et une température élevée, l'état général n'est que très-peu affecté. L'appétit est conservé et le malade se plaint même amèrement de ce qu'on lui refuse de la nourriture. Pas de diarrhée. Les lésions pulmonaires sont toujours très-marquées. La température continue à osciller, les jours suivants, entre 38°,4 et 39°,5.

9 mai. T. 38° ; P. 100. — Soir : T. 39° ; P. 98.

10 mai. T. 37°,4 ; P. 80. — Soir : T. 38°,3 ; P. 96.

11 mai. T. 37°,4 ; P. 80. — Soir : T. 37°,5 ; P. 96. La fièvre est tombée et elle ne s'élève plus le soir au-dessus de 38°. Les signes de bronchite ont également disparu. On cède aux prières du malade et on lui accorde une portion alimentaire. La convalescence s'établit sans aucun accident et le malade peut bientôt quitter l'hôpital.

Résumé sommaire de l'observation. — La maladie a eu une longue durée ; les phénomènes intestinaux sont restés pour ainsi dire latents tandis que les accidents thoraciques ont prédominé. L'élévation de la température fait un contraste frappant avec l'état peu typhoïde du malade ; le thermomètre tombe définitivement le 11 mai.

Urines. — Les urines se font remarquer par leur extrême abondance, 2,000, 2,100 c. c. : il y a polyurie, pour ainsi dire permanente, même au milieu de la vraie période fébrile.

Leur composition présente des caractères non moins

extraordinaires. Les quatre premières analyses ont la
composition que nous avons trouvée habituellement
pour les urines de la fièvre : augmentation des matières organiques, de l'urée et des matières extractives,
diminution des matières inorganiques. Dans la suite,
ces caractères changent, et à partir du 30 avril, dix
jours avant la disparition de la fièvre, la composition est
déjà celle des urines de la convalescence. Nous nous
trouvons ici en présence d'un de ces cas exceptionnels
où, par suite de circonstances inexpliquées et probablement toutes individuelles, l'urine est en désaccord
avec la température. Les matières organiques se trou-
vent réduites à des proportions minimes, la combustion fébrile ne se fixe plus dans les tissus de l'organisme, mais évolue sous une autre forme ; cet état
particulier répond complétement aux symptômes généraux qui, eux aussi, sont en désaccord avec l'élévation
thermique.

Ces cas, pour ainsi dire négatifs, ne sont pas les
moins intéressants ; ils prouvent la difficulté d'établir
des formules générales, et la nécessité de laisser une
large place ouverte aux exceptions.

L'urine du 22 mai, en pleine convalescence, offre
tous les caractères de l'urine de cette période.

OBSERVATION VI. — TABLEAU IV.

FIÈVRE TYPHOÏDE.

*Fièvre typhoïde à accidents nerveux graves. — Septicémie typhoïde.
— Parotidite suppurée. — Mort.*

Cl..... Irma, âgée de 25 ans, parfumeuse, entre à l'Hôtel-
Dieu le 25 mars 1872, salle Saint-Antoine, lit n° 9 (service de
M. Béhier).

Femme d'une constitution chétive et délabrée, malade depuis une huitaine de jours sans discontinuer son travail. Le 25 mars, elle s'affaisse subitement dans la rue et est portée à l'hôpital.

Langue sèche avec un enduit fuligineux, haleine fétide. Taches rosées, lenticulaires sur le ventre; diarrhée. Affaiblissement de la mémoire, paresse intellectuelle, assoupissement. Albumine dans les urines; dépôt consistant en cylindres granuleux et épithéliaux et quelques globules sanguins.

26 mars. T. 40°,5; P. 132. — Soir : T. 40°,5; P. 112.

27 mars (9ᵉ j.). Nuit agitée, délire, rêvasseries, paroles incohérentes. T. 40°; P. 116. — Soir : T. 40°,4; P. 112.

28 mars (10ᵉ j.). Même état. T. 39°,2; P. 112. — Soir : T. 41°; P. 104.

29 mars (11ᵉ j.). Douleurs vives le long du rachis. Respiration embarrassée. Indifférence pour ce qui se passe; le soir, délire, pupilles dilatées. Albuminurie. T. 40°,6; P. 120. — Soir : T. 40°,6; P. 112.

30 mars (12ᵉ j.). Hypostase pulmonaire et signes de pneumonie à droite. Application de ventouses sèches. T. 40°,6; P. 132.

2 avril. L'état s'est aggravé. Gros râles crépitants dans les deux poumons. Parotides enflammées et douloureuses. Somnolence.

3 avril. T. 40°; P. 132. — Soir : T. 41°; P. 120. Délire.

4 avril (16ᵉ j.). Région parotidienne droite chaude et douloureuse. Application d'un vésicatoire sur cette région. Délire et prostration. On prescrit 1 gramme de musc et une potion de Todd. Dans la soirée, la respiration devient bruyante. Mort à cinq heures. On note, deux heures après la mort, 42°,4 de température dans le vagin.

A l'autopsie on trouve : Foyers métastatiques suppurés dans le poumon gauche. Infarctus dans les deux reins, avec petites hémorrhagies. Rate augmentée de volume et présentant un gros infarctus. Tuméfaction et ulcération des plaques de Peyer. Myocardite gauche avec petits foyers hémorrhagiques interstitiels.

Cette observation relate un cas de septicémie typhoïde. L'autopsie le confirme et explique tous les phénomènes observés pendant la vie.

Broncho-pneumonie

Observation VII.   Tableau V.

Mars	Jour	Matin T	Matin P	Soir T	Soir P	Urine des 24 heures	Densité	Matières solides	Matières organiques	Urée	Acide urique	Matières extractives	Matières inorganiques	Chlorure de sodium	
État normal		36°,8	76	37°,2	80	1700	1018	66.00	42.00	30.00	0,60	12.00	13.00	9.00	
9	6e	40°,1	92	40°,3	90	1100	1024	57.20	51.48	37.40	1.00	13.08	5.72	4.40	R. Acide
10	7e	38°,6	78	38°,4	74	"	"	"	"	"	"	"	"	"	id
11	8e	38°	68	38,8	72	800	1026	68.40	52.00	36.00	1.38	14.68	6.40	2.00	id
12	9e	37°,8	68			1400	1017	62.72	58.24	37.80	0.80	19.60	4.48	2.80	id
13	10e	38°	84	37°,8	64	1500	1015	49.70	41.40	31.80	0.50	9.10	6.80	5.55	id Un degré alimentaire
14	11e	37°,4	60	"	"	1700	1015	53.04	39.95	28.90	0.42	10.63	13.09	10.20	id
15	12e	37°,8	72	"	"	1700	1012	42.16	29.24	22.10	0.40	6.74	12.93	11.22	R. Alcaline

Pneumonie double.

Observation VIII.   Tableau V.

Mat. extract. Sang 13,30

Mai	Jour	Matin T	Matin P	Soir T	Soir P	Urine des 24 heures	Densité	Matières solides	Matières organiques	Urée	Acide urique	Matières extractives	Matières inorganiques	Chlorure de sodium	
3	5e	38°,6	100	38°,8	88	800	1024	59.36	35.76	29.00	0.45	6.11	3.60	0.70	albumine 0.20
4	6e	37°,2	80	37°,5	68	600	1024	37.80	34.38	26.00	0.50	7.53	3.42	0.50	R. acide.
5	7e	37°,0	60	37°,5	68	1100	1022	64.79	59.18	46.75	0.77	11.66	3.41	1.86	id
6	8e	37°,0	72	37°,6	68	850	1025	52.38	48.56	35.60	0.53	12.35	3.82	1.87	id
7	9e	37°,5	72	39°	80	1000	1023	38.00	35.90	31.50	0.21	4.19	2.10	1.00	id
8	10e	37°,7	72	37°,8	60	1000	1022	37.80	26.50	22.00	4.50		11.30	7.50	id
9	11e	37°	68	37°	60	1700	1017	59.50	45.39	39.95	5.44		14.11	8.84	id
10	12e	36°,7	68	36°,2	56	"	"	"	"	"					id
11	13e	36°,7	64	37°	64	700	1021	25.41	21.35	13.30	8.05		4.06	2.52	id

Urines et sang. — L'émission involontaire des urines ne nous a permis que deux analyses au début et en plein cours de la maladie ; nous avons fait, de plus, deux analyses du sang correspondantes.

L'urée est considérablement diminuée tandis que les matières extractives sont augmentées dans les deux cas. Dans le sang, nous trouvons une légère élévation des matières extractives, 6 gr. 70 et 7 gr. 50. Le diagnostic posé à la fois par cette double analyse a permis d'exclure toute idée de rétention de matières extractives dans le sang, et cette donnée avait une certaine valeur en présence des accidents graves et insolites de la maladie. La présence de l'albumine et surtout l'examen du dépôt urinaire (cylindres granuleux et épithéliaux) avaient permis de constater une lésion rénale avant que l'autopsie vînt nous en démontrer la nature et le point de départ.

OBSERVATION VII. — TABLEAU V.

BRONCHO-PNEUMONIE.

Broncho-pneumonie à droite. — Bronchite double. — Marche normale de la maladie. — Défervescence lente vers le 10e jour. — Guérison. — Observation-type des modifications de l'urine dans le cours d'une maladie fébrile.

C.... Yvon, âgé de 38 ans, boulanger, entre à l'Hôtel-Dieu, salle Sainte-Jeanne, lit n° 30, le 6 mars 1872 (service de M. le professeur Béhier, suppléé par M. le Dr Ball).

La maladie a débuté, il y a trois jours, par un frisson suivi de toux et d'un point de côté à droite. Le soir de l'entrée on note : T. 40°; P. 84 ; R. 36.

7 mars (4e j.). On constate à ce moment tous les signes d'une broncho-pneumonie à droite et de la bronchite dans le poumon gauche. Toux fréquente. Point de côté à droite. Soif vive. Un peu de subdelirium dans la soirée, agitation et tremblements

fibrillaires. T. 40°,8 ; P. 100 ; R. 32. —Soir : T. 40°,4 ; P. 96 ; R. 32. On prescrit un vésicatoire et un purgatif.

8 mars (5° j.). Un peu de sommeil pendant la nuit. Expectoration sanguinolente, non visqueuse. Le point de côté a disparu et la respiration est devenue plus libre. Râles crépitants, fins à l'inspiration dans le creux axillaire droit ; râles de bronchite disséminés dans le poumon. T. 40°,2 ; P. 96 ; R. 32. — Soir : T. 40°,5 ; P. 100 ; R. 32. — Nouveau vésicatoire.

9 mars (6° j.). T. 40°,1 ; P. 92 ; R. 32. La peau est moite. Le malade se dit mieux, on note cependant encore un peu de subdelirium. L'expectoration est plutôt celle de la bronchite que de la pneumonie. T. 40°,3 ; P. 90 ; R. 28. On prescrit : Potion de Todd, 40 grammes.

10 mars (7° j.). Respiration soufflante. Râles sibilants et ronflants aux deux temps, râles plus gros à la base, râles de retour. Sueurs légères. T. 38°,6 ; P. 78 ; R. 22. — Soir : T. 38°,4 ; P. 74 ; R. 20.

11 mars (8° j.). T. 38° ; P. 68 ; R. 24. — Soir : T. 38°,8 ; P. 72 ; R. 22. Plus de souffle ; râles sibilants et ronflants. Peau halitueuse.

12 mars (9° j.). T. 37°,8 ; P. 68.

13 mars (10° j.). T. 38° ; P. 84. — Soir : T. 37°,8 ; P. 64. Le malade va bien. On supprime la potion de Todd et l'on donne une portion alimentaire.

14 mars (11° j.). T. 37°,4 ; P. 60.

15 mars (12° j.). T. 37°,8 ; P. 72. Les phénomènes morbides ont disparu ; le malade est entré en convalescence.

Résumé sommaire de la maladie. — La pneumonie, compliquée d'une bronchite généralisée, a présenté une marche normale. Défervescence lente vers le dixième jour ; la bronchite a retardé et empêché la chute rapide de la température habituelle à la pneumonie. Pas de manifestations critiques apparentes. La réaction fébrile a été intense pendant les premiers jours, et le thermomètre s'est maintenu, matin et soir, au-dessus de 40°.

Urines de la période fébrile. — Au point de vue des

urines, cette observation peut être regardée comme
un véritable type des urines dans une maladie fébrile.
La période fébrile s'étend jusqu'au dixième jour.

La quantité des urines est au-dessous de la normale
sans être réduite à des proportions très-petites. Elles
sont claires, fortement acides et d'une coloration rouge
foncée.

Augmentation des matières solides, et par suite élévation de la densité. Malgré une diète absolue, les
matières organiques sont à un taux très-élevé ; elles
dépassent de 10 gr. et au delà la moyenne physiologique.

L'urée et les matières extractives sont augmentées,
elles dépassent toutes deux la normale ; elles ne présentent cependant pas une marche parallèle et aux
mêmes chiffres d'urée répondent des chiffres différents
de matières extractives : le sixième jour, urée 37 gr.
40, matières extractives 14 gr. 08 ; le neuvième jour,
urée 37 gr. 80, matières extractives 20 gr. 44. Nous
voyons, de plus, que pour la même quantité d'urée il
y a des températures différentes : le sixième jour, il y
a 37 gr. 40 d'urée et le thermomètre reste au-dessus
de 40° ; le neuvième jour, la même quantité d'urée
37 gr. 80 correspond à une température qui ne dépasse
guère 38°.

La quantité d'urée est donc loin de donner la mesure de la température chez un même individu, à plus
forte raison chez des individus différents.

Nous signalons une forte proportion d'acide urique.
1 gr. 38.

Diminution permanente des matières inorganiques

principalement par manque de chlorure de sodium dont on trouve cependant des quantités notables, 2 à 4 gr.

Urines de la défervescence. — Il n'y a rien de critique en apparence ; cependant, en comparant l'analyse du 9ᵉ à celle du 10ᵉ jour, nous constatons un changement frappant.

10ᵉ jour. La quantité d'urine est sensiblement celle de la veille, mais les matières organiques sont diminuées, urée ainsi que matières extractives. Le changement est surtout frappant pour ces derniers éléments : au lieu de 20ᵍʳ,44 de la veille, il n'y a plus que 9ᵍʳ,60 ; hypernormales le 9ᵉ jour, elles sont devenues hyponormales le 10ᵉ. Cette chute rapide et considérable justifie l'importance que nous lui accordons dans la détermination du moment précis de la convalescence.

Augmentation des matières inorganiques ; le chlorure de sodium se relève.

Urines de la convalescence. — Les changements signalés pour la défervescence s'y continuent en s'accentuant davantage.

Les matières inorganiques restent diminuées malgré l'alimentation ; les matières extractives ne remontent plus au chiffre normal : il semble que l'économie épuisée assimile sans dépenser, elle répare ses pertes et ses folles dépenses de la fièvre.

Les matières inorganiques, sous l'influence de l'alimentation, sont revenues à la quantité physiologique. La réaction est alcaline, et l'urine dépose des cristaux de phosphate ammoniaco-magnésien.

OBSERVATION VIII. — TABLEAU V.

PNEUMONIE DOUBLE.

Pneumonie double ayant débuté à gauche. — Traitement par l'alcool à haute dose. Diminution des matières extractives de l'urine. — Défervescence le 11° jour de la maladie. — Guérison.

V... Constant, âgé de 33 ans, tapissier, entre à l'Hôtel-Dieu, le 2 mai 1872, salle sainte Jeanne, lit n° 21. (Service de M. le professeur Béhier.)

Le malade est d'une constitution faible, et se livre fréquemment à des excès de toute nature. Comme antécédent, il faut signaler une pneumonie à gauche, il y a un an.

La maladie actuelle a débuté, le 29 avril, par un frisson suivi d'un point de côté à gauche et d'un vomissement bilieux. Toux fréquente, expectoration striée de sang. T. 39°,6 ; P. 104 ; R. 36.

L'analyse du sang faite le 2 mai a donné 13ᵍʳ,30 de matières extractives.

3 mai (5ᵉ jour). Matité en arrière et à gauche, souffle et bronchophonie ; râles crépitants à l'inspiration. Expectoration à couleur jus d'abricot. T. 38°,6 ; P. 100 ; R. 42.—Soir : T. 38°,8 ; P. 88 ; R. 32. Albumine dans les urines. On prescrit : Potion de Todd, 80 gr. et un large vésicatoire sur le côté gauche.

4 mai (6ᵉ jour). Le point de côté a disparu. Il y a une faible amélioration, mais le malade reste affaissé. T. 37°,2 ; P. 80 ; R. 40. — On élève la dose d'alcool : potion de Todd, 120 gr. Soir : T. 37°,5 ; P. 68.

5 mai (7ᵉ jour). T. 37° ; P. 60 ; R. 30. Souffle et submatité du côté droit dans le tiers moyen ; les mêmes symptômes persistent à gauche.

A la visite du matin, la physionomie du malade est joviale, il montre une grande loquacité (influence alcoolique).Soir : T.37°,5 ; P. 68 ; R. 24. On continue la potion de Todd et on applique un vésicatoire à droite.

6 mai (8ᵉ jour). T. 37° ; P. 72 ; R. 34. — Soir : T. 37°,6 ; P. 68. Râles de retour en haut et à gauche ; à droite : matité, souffle tubaire, râles crépitants dans le tiers moyen.

7 mai (9ᵉ jour). La résolution commence à se faire à gauche ; à droite, même état que la veille. T. 37°,5 ; P. 72 ; R. 34. — Soir : T. 39° ; P. 80 ; R. 32. La figure du malade est toujours très-joviale. Potion de Todd, 120 gr., bouillons.

8 mai (10ᵉ jour). T. 37°,7 ; P. 72 ; R. 32.—Soir : T. 37°,8 ; P. 60 ; R. 28. La résolution s'annonce dans le poumon droit.

9 mai (11ᵉ jour). T. 37° ; P. 68. —Soir : T. 37° ; P. 60.

10 mai (12ᵉ jour). T. 36°,7 ; P. 68. — Soir : T. 36°,2 ; P. 56. La résolution continue dans les deux poumons. On accorde : bouillons et potages.

11 mai (13ᵉ jour). T. 36°,7 ; P. 64. — Soir : T. 37° ; P. 64. Le malade est entré en convalescence et il peut quitter l'hôpital le 27 mai.

Résumé sommaire de la maladie. — La température tombe déjà le 6ᵉ jour bien que les phénomènes locaux annoncent encore de la pneumonie à l'état d'hépatisation et que le poumon droit commence à être envahi par l'inflammation. Il est très-probable que le traitement par l'alcool à haute dose n'a pas été sans influence sur cet abaissement précoce. Le soir du 9ᵉ jour, il y a une dernière élévation thermique ; c'est à partir de ce moment que la période fébrile est terminée.

Urines de la période fébrile. — Elles comprennent les cinq premières analyses.

La quantité d'urée est augmentée.

La colonne des matières extractives est particulièrement instructive, car nous y observons une diminution permanente et anormale ; nous allons revenir sur ce point à la fin de la discussion.

L'acide urique est en quantité normale.

Le chlorure de sodium est réduit à de faibles proportions.

Le 7ᵉ jour est marqué par une élimination abondante de matières organiques ; du jour au lendemain l'urée monte de 26 grammes à 46ᵍʳ,75 : *crise urinaire* dans le cours de la période fébrile.

Albuminurie passagère le 5ᵉ jour.

Urines de la période de défervescence. — Le moment de la défervescence, 10ᵉ jour, est annoncé par une augmentation *subite* du chlorure de sodium et une diminution de l'urée, il correspond à l'entre-croisement de deux lignes traçant le cours de l'urée et celui du chlorure de sodium.

Rien de particulier pour les urines de la convalescence.

Il nous reste à expliquer l'abaissement permanent du chiffre des matières extractives chez le sujet de cette observation.

L'alcool a été administré à très-haute dose jusqu'à provoquer une légère ivresse ; c'est à cet agent thérapeutique que nous croyons pouvoir attribuer la diminution insolite de ces matières.

De quelque façon que l'on envisage l'action de l'alcool, que l'on adopte la théorie de Liebig ou celle de Perrin et de Lallemand, on ne peut se refuser à accorder aux alcooliques le rôle d'agent d'épargne, c'est-à-dire une diminution de la dépense matérielle. Notre observation semble le confirmer.

Nos analyses antérieures nous ont montré que la fièvre suractive la désorganisation des tissus et augmente toujours les matières extractives de l'urine ; or, dans l'état actuel, cette augmentation fait défaut. Il est cependant démontré qu'à un certain moment de la maladie une grande quantité de déchets organiques s'étaient formés, puisque l'analyse du sang, faite avant l'emploi du médicament, avait donné 13 gr. 30 de matières extractives ; mais l'alcool, administré *largá manū*, a arrêté la dénutrition trop rapide, ce qui se traduit par une diminution, dans les urines, des éléments de désassimilation.

Le traitement a produit deux effets également heureux : 1° il a ménagé les forces du malade en entravant une dénutrition trop rapide qui, vu la faible constitution du sujet, pouvait avoir des suites très-fâcheuses; 2° en diminuant la production des matières extractives, il a empêché leur accumulation exagérée dans le sang et mis à l'abri d'accidents redoutables.

Il est probable que l'alcool a une action plus complexe et que ce n'est là qu'un des côtés de ses vertus thérapeutiques, mais côté important par les indications cliniques qu'il nous fournit. Les résultats de cette analyse, à eux seuls, justifieraient l'emploi de l'alcool à haute dose dans le traitement des maladies fébriles, si ce traitement avait besoin d'être justifié, et si, depuis longtemps, cet agent thérapeutique, préconisé par M. le professeur Béhier et surtout manié par lui, ne nous avait permis d'apprécier, à la clinique, ses heureux résultats.

OBSERVATION IX. — TABLEAU VI.

PNEUMONIE.

Pneumonie double. — Ictère. — Phénomènes ataxo-adynamiques. — Traitement par l'alcool. — Pneumonie secondaire. — Guérison.

Ol... Marianne, concierge, âgée de 43 ans, entre à l'Hôtel-Dieu, salle saint Antoine, lit n° 5, le 4 mai 1872. (Service de M. le professeur Béhier.)

La malade se dit fatiguée et indisposée depuis une quinzaine de jours quand, le 28 avril, elle eut un frisson avec vomissements

Albuminurie aigüe
Observation XV. Tableau VIII.

Avril	Jour	Matin T	Matin P	Soir T	Soir P	Urines des 24 h.	Densité	Matières solides	Matières organiques	Ac. urique et matières extractives	Urée	Matières inorganiques	Chlorure de Sodium	Observations
État normal		36°8	72	37°2	76	1900	1018	56.00	42.00	12.00	30.00	13.00	9.00	
2	2e	″	″	39°	88	600	1027	37.68	29.13	9.18	18.30	8.55	3.72	Albumine 1.65
3	3e	38°8	82	39°4	84	500								Mat. extract. sang 6.10
4	4e		″	39°	80	800	1027	49.04	40.88	11.88	27.20	8.16	4.00	abbum. 1.80
5	5e	38°8	76	38°8	84	1000								
6	6e	37°2	60	38°	74	1100	1021	54.01	43.01	2.86	40.15	11.00	6.05	Album. traces
7	″													
22	″					700	1027	56.80	45.55	12.70	32,50	11.25	8.05	Album. 0.25 / Mat. extract. sang. 4.00

Accès fébriles.
Observation XVI. Tableau VIII.

Date		Urines des 24 h.	Densité	Matières solides	Matières organiques	Ac. urique et matières extractives	Urée	Matières inorganiques	Chlorure de Sodium	Observations
7 Février	Fin de l'accès du 5 Février	1400	1016	38.50	33,96	9.46	24.50	4.54	:.82	R acide
27 Février	Apyréxie	1600	1017	48.80	34.88	10.88	24.00	13.92	8.80	id
28 Mars	2e Jour de l'accès	1000	1016	25.20	14.90	4.40	10.50	10.30	8.20	id
29 Mars	Fin de l'accès	1800	1013	38.52	31.32	12.42	18.90	7.20	1.26	id
20 Avril	Fin de l'accès du 20 avril	1900	1013	43.32	30.40	3.80	30.40	9.12	4.18	id

et syncope. Point de côté à gauche, toux fréquente avec crachats sanguinolents.

A son entrée, on constate tous les signes d'une pneumonie double, occupant les lobes inférieurs gauche et droit : matité, souffle, râles crépitants, fins, bronchophonie. Dyspnée intense ; toux fréquente avec expectoration visqueuse, jaune verdâtre. Teinte ictérique des sclérotiques et de la peau. Croûtes d'herpès sur les lèvres. Langue sèche, vomissements bilieux, yeux excavés. Battements du cœur tumultueux et irréguliers ; pouls dépressible, irrégulier et dicrote. Soubresauts tendineux, grande prostration.

Dans la soirée du 5 mai, on note : T. 39°,6 ; P. 140 ; R. 44.

On prescrit : vésicatoire sur la poitrine et potion de Todd, 120 gr.

6 mai (9ᵉ jour). T. 39°,4 ; P. 148 ; R. 36.—Soir : T. 39°,4 ; P. 140 ; R. 44. Même état que la veille. Quelques secousses convulsives générales. Même prescription et deux vésicatoires aux bras.

7 mai (10ᵉ jour). L'agitation s'est un peu calmée, le pouls est devenu plus régulier. L'expectoration est abondante, couleur jus d'abricot et renferme des moules fibrineux. Râles moins secs que les jours précédents. T. 38°,4 ; P. 124 ; R. 56. Dans la soirée, nouveaux soubresauts des tendons. T. 38°,6 ; P. 120 ; R. 44.

8 mai (11° jour). T. 38°,6 ; P. 140 ; R. 44. Quelques vomissements ; expectoration plus abondante et moins glutineuse. T. 38°,9 ; P. 104 ; R. 40.

9 mai (12ᵉ jour). On entend des râles de retour. Éruption d'herpès sur la lèvre supérieure. L'ictère diminue. La malade est devenue calme.

10 mai (13ᵉ jour). T. 38°,2 ; P. 120 ; R. 48. — Soir : T. 38°,4 ; P. 88 ; R. 34.

11 mai (14ᵉ jour). T. 37°,2 ; P. 80. — Soir : T. 38°,3 ; P. 96. La potion de Todd est supprimée ; la malade prend des bouillons. La pneumonie est en pleine voie de résolution dans les deux poumons. L'ictère a disparu. La malade reprend des forces.

12 mai (15ᵉ jour). T. 38° ; P. 116. — Soir : T. 38° ; P. 108.

13 mai (16ᵉ jour). T. 38°,6 ; P. 104. — Soir : T. 39°,8 ; P. 112.

14 mai (17° jour). T. 37°,4 ; P. 96. — Soir : T. 39°,2 ; P. 104.

On constate une recrudescence de la pneumonie à droite.

15 mai (18ᵉ jour). T. 37°,8 ; P. 96 ; R. 40. La pneumonie se manifeste dans le sommet du poumon par de la matité, du souffle et des râles crépitants. T. 38°,8 ; P. 88 ; R. 44.

16 mai (19ᵉ jour). T. 37°,6 ; P. 84.—Soir : **T. 38°,4; P. 96.** Sueurs copieuses.

17 mai (20ᵉ jour). T. 37°,7; P. 100. Toux fréquente; insomnie; quelques vomissements. Sueurs abondantes et continues.

18 mai (21ᵉ jour). T. 37°,4; P. 96. — Soir : T. 38°,6; P. 104.

19 mai (22ᵉ jour). T. 38°; P. 110. — Soir : T. 39°; P. 100. Douleur dans le côté. Dyspnée. Agitation.

20 mai (23ᵉ jour). T. 37°,8 ; P. 112.—Soir : T. 38°,6; P. 100.

21 mai (24ᵉ jour). T. 37°,7; P. 100. — Soir : 38°,6; P. 88. Les signes de pneumonie ont totalement disparu. La malade entre en pleine convalescence.

23 mai (26ᵉ jour). T. 37°,9; P. 104. Il n'y a plus rien de particulier à signaler jusqu'au moment de la sortie de l'hôpital.

Résumé sommaire de la maladie. — La maladie offre une série de complications : extension de l'inflammation aux deux poumons, ictère, phénomènes ataxoadynamiques, pneumonie secondaire vers le 17ᵉ jour. Il est difficile de faire la part exacte à chacun de ces accidents; cependant, en considérant le cours de la maladie dans son ensemble, on y distingue trois phases ou trois périodes :

La *première* s'étend jusque vers le 14ᵉ jour. Elle comprend la première poussée inflammatoire pour se terminer par une rémission fébrile et la résolution de l'inflammation.

La *deuxième*, qui est celle de la pneumonie secondaire, commence vers le 17ᵉ jour ; elle dure jusqu'au 24ᵉ jour environ.

La *troisième* répond à la convalescence définitive.

Urines. — Le tableau des urines justifie les divisions que nous avons établies par les colonnes des matières extractives et du chlorure de sodium.

Les urines de la *première* période comprennent les

six premières analyses. Les urines sont rares et les matières organiques n'arrivent pas à un chiffre élevé ; elles restent même un peu au-dessous de la normale.

L'urée présente des oscillations irrégulières et considérables.

Les matières extractives, sauf l'élévation du 11° jour, ne dépassent pas la quantité physiologique, malgré la fièvre. Nous y retrouvons l'influence du traitement, 120 grammes d'alcool par jour. Cette influence est d'autant moins douteuse qu'au moment de l'entrée le sang contenait 10 gr. 10 de matières extractives ; l'administration de l'alcool à haute dose a exercé une heureuse influence.

Augmentation considérable de l'acide urique ; il monte à 1 gr. 21.

La quantité du chlorure de sodium est très-basse, mais elle se relève le 14ᵉ jour et annonce, avec le chiffre hyponormal des matières extractives, la fin de la première pneumonie.

Les urines de la *deuxième* période ne se signalent par aucun caractère marquant, si ce n'est par une nouvelle chute du chlorure de sodium.

Les urines de la *convalescence*, 24ᵉ et 26ᵉ jour, offrent à un haut degré la diminution des matières extractives que nous avons signalée dans nos observations précédentes ; on n'en trouve plus que 0 gr. 56 le 26ᵉ jour. L'urée est réduite à 9 gr. 80.

OBSERVATION X. — TABLEAU VI.

PNEUMONIE.

Pneumonie à droite. — Ictère catarrhal. — Guérison.

Yo.... Madeleine, âgée de 48 ans, blanchisseuse, entre le 29 février 1872 à l'Hôtel-Dieu, salle Saint-Antoine, lit n° 31 (service de M. Béhier, suppléé par M. Ball).

Femme fortement constituée, à habitudes alcooliques. Frisson, vertige et malaise huit jours avant son entrée. Teinte ictérique, généralisée; la région hépathique est douloureuse, le foie est normal. Pneumonie du sommet du poumon droit. Toux fréquente, expectoration glutineuse et adhérente. La dyspnée est considérable. La malade est très-affaissée, elle a de la diarrhée et des urines involontaires.

1er mars. T. 39°,8; P. 116; R. 44.—Soir: T. 39°,4; P. 104; R. 34. Même état que la veille. On prescrit : potion de Todd, 60 grammes, et deux vésicatoires sur la poitrine.

2 mars. La malade est plus calme, la figure plus reposée. Sueurs copieuses. T. 39°; P. 100; R. 40.—Soir : T. 38°,6; P. 104; R. 26.

3 mars. On entend encore dans le sommet droit du souffle et des râles crépitants, entremêlés de quelques râles plus humides. La teinte ictérique diminue, les urines sont volontaires et renferment du pigment de la bile. T. 38°; P. 92; R. 36. — Soir: T. 38°,2; P. 94; R. 40.

4 mars. Signes de la résolution pulmonaire, amendement notable des phénomènes tant généraux que locaux. T. 38°,4; P. 112; R. 36. — Soir: T. 38°,5; P. 104; R. 36.

5 mars. T. 38°,6; P. 100. —Soir : T. 38°,6; P. 84.

6 mars. T. 38°,4; P. 88. — Soir: 38°,8; P. 88. La respiration est encore rude, mais le souffle a presque disparu. Expectoration abondante.

7 mars. T. 39°, P. 100. — Soir: T. 38°; P. 90. Apparition des règles.

8 mars. T. 38°; P. 92.—Soir : T. 38°,2; P. 96. La malade prend un œuf.

9 mars. T. 37°,8; P. 88. — Soir: 37°,8; P. 80. Les règles ont cessé, elles ont eu la durée normale : l'ictère a totalement disparu. On alimente la malade avec une portion.

Résumé sommaire de l'observation. — La pneumonie n'a été ni simple ni franche ; compliquée d'ictère et de catarrhe intestinal, elle a évolué lentement et sans présenter la marche cyclique ordinaire. Malgré l'amélioration de l'état général, le 5 mars, et les signes stéthoscopiques qui annoncent la résolution, le thermomètre continue à indiquer de la fièvre ; cependant la maladie principale est terminée à ce moment, les urines nous le disent.

Urines de la période fébrile. — Les urines ont été presque toujours involontaires ; la seule analyse du 4 mars ne présente rien de particulier et ne nous arrêtera pas.

Urines de la défervescence. — L'urine du 4 au 5 mars présente les caractères de l'urine de la défervescence. Les matières organiques s'abaissent de $48^{gr},76$ à $24^{gr},24$, l'urée ainsi que les matières extractives y contribuent, mais la part la plus forte revient à ces dernières ; elles sont réduites à $1^{gr},44$.

La diminution des matières extractives de l'urine, dans le cours d'une maladie fébrile, annonce, ainsi que nous l'avons montré, le plus souvent le début de la convalescence, mais elle peut aussi cacher un grand danger : l'intoxication du sang par rétention. Cette crainte, à coup sûr, était fondée, si des accidents morbides graves avaient persisté, mais vu la période de la maladie et l'amendement de l'état général, ce n'était pas une aggravation, mais une solution heureuse que l'urine nous signalait.

L'urine du 6 mars est une urine de convalescence par la diminution des matières organiques et l'aug-

mentation des matières inorganiques; ces caractères
ont une valeur tellement prépondérante qu'ils autori-
sent à annoncer la fin de la maladie, quand même le
thermomètre resterait encore à un degré élevé pendant
quelques jours, ainsi que nous le voyons dans cette
observation.

OBSERVATION XI. — TABLEAU VI.

PLEURO-PNEUMONIE ;

*Pleuro-pneumonie gauche. — Tuberculisation consécutive
des deux poumons.—Myocardite et endocardite.—Mort.*

B.... Paul, âgé de 28 ans, apprêteur, est couché, salle Sainte-
Jeanne, lit n° 9 (service de M. Béhier, suppléé par le Dr Ball).

Le 19 février 1872, le malade eut un frisson et un point de
côté.

Entré à l'hôpital le 21 février 1872. On constate à ce moment
tous les signes d'une pleuro-pneumonie à gauche. Bronchite à
droite.

L'état général est fortement affecté. Traitement par les vésicatoires et une potion de Todd de 60 grammes.

29 février (11ᵉ jour). Les signes de pleurésie se sont accentués
davantage; la température est élevée; on entend des râles crépitants en arrière et en haut dans le poumon gauche. T. 39°,5;
P. 113. — Soir : T. 40°; P. 106.

1ᵉʳ mars (12ᵉ jour). T. 40°; P. 132. — Soir : T. 40°,4; P. 120. On
prescrit : Potion de Todd 80 grammes, et une application de
sept vésicatoires.

5 mars. La dyspnée a augmenté, le malade a de la peine à
s'asseoir sur son séant. L'état local du poumon n'a pas changé.
T. 38°,4 ; P. 104. — Soir : T. 39°,6 ; Q. 106.

6 mars (17ᵉ jour). T. 39°,2; P. 120. — Soir : T. 40°,2; P. 132.
Frissonnements dans la journée; la dyspnée va toujours en aug-
mentant, et le malade meurt dans la nuit.

L'autopsie montre un épanchement pleurétique abondant à
gauche; des granulations grises et jaunes dans les deux poumons, de l'endocardite et de la myocardite du cœur gauche.

Urines. — La première analyse, en pleine maladie,

présente les caractères de l'urine fébrile. La deuxième
porte sur les urines recueillies avant la mort; leur
quantité ne représente pas complétement celle des vingt-
quatre heures. Les matières extractives continuent à
être abondantes jusqu'au dernier moment; il est donc
impossible qu'il y ait eu une rétention dans le sang;
du reste, les lésions cardiaques et pulmonaires ex-
pliquent suffisamment la terminaison fatale.

OBSERVATION XII.

PNEUMONIE.

*Phénomènes adynamiques. — Augmentation des matières extrac-
tives dans le sang. — Guérison. — Convalescence longue. —
Éruption de furoncles, sans glucose dans les urines.*

C... Étienne, charron, âgé de 38 ans, entre à l'Hôtel-Dieu, salle
Sainte-Jeanne, lit n° 1, le 22 mars 1872 (service de M. Béhier).

La maladie date de quelques jours, elle a commencé par une
forte diarrhée et un point de côté à gauche. On constate à gauche
des signes de pneumonie caractérisés par du souffle, de la bronchophonie et des râles crépitants. La langue est sèche; le malade
est très-abattu, il a un délire doux.

23 mars. T. 36°,5; P. 72; R. 24. — Soir : T. R. 37°,8; P. 64. Il
est impossible de recueillir les urines du malade; on trouve dans
le sang 9 gr. de matières extractives. On prescrit : Ventouses sur
le côté gauche de la poitrine et un vésicatoire ainsi qu'une potion de Todd.

24 mars. Même état que la veille; la diarrhée a diminué. Soir :
T. 38°; P. 76.

25 mars. Râles de retour dans le sommet gauche; dans le tiers
moyen, on entend un souffle rude, des râles crépitants et de la
bronchophonie. La diarrhée a cessé. T. 37°,4. — Soir : T. 37°;
P. 60.

26 mars. L'état général est meilleur, mais la prostration persiste. T. 36°,8. — Soir : T. 37°,6; P. 64.

27 mars. Le délire cesse, la langue devient humide. La pneumonie est en voie de résolution. T. 37°,8; P. 60. On alimente le
malade avec des potages, du bouillon et du vin. La convales-

cence est très-longue et marquée par une éruption de furoncles au niveau du vésicatoire. Pas de sucre dans les urines. — Sortie, le 26 avril 1872, en très-bon état.

Analyse des urines du 24 au 25 mars.

Quantité.	1,100
Densité.	1,016°
Matières solides.	33,60
Matières organiques.	20,68
Urée.	14,30
Matières extractives.	6,38
Matières inorganiques.	12,30
Chlorure de sodium.	9,90

Cette analyse montre, par la diminution des matières extractives et par l'augmentation du chlorure de sodium, que le malade est déjà entré en convalescence à ce moment. On n'a pu recueillir les urines des jours précédents; mais le sang du 23 mars donne une augmentation des matières extractives, 9 grammes, ainsi que nous l'avons observé pour tous les autres cas accompagnés de phénomènes adynamiques.

Élimination du chlorure de sodium par les urines dans la pneumonie. — En terminant nos observations de pneumonie, nous pensons qu'il ne serait pas sans intérêt d'examiner le rôle qu'on a cru devoir attribuer au chlorure de sodium dans cette maladie.

Redenbacher est, à notre connaissance, le premier qui ait appelé l'attention sur la diminution et la disparition presque totale du chlorure de sodium des urines dans la pneumonie.

Beale a accentué davantage ce fait ; il constate la forte diminution du chlorure de sodium pendant la période d'hépatisation, la réapparition de ce sel dans l'urine, souvent en quantité considérable, après la résolution, et enfin son augmentation dans les crachats pneumoniques. Il en conclut, avec une certaine apparence de vérité, que « l'absence de chlorure de sodium dans l'urine, pendant la période d'hépatisation, provient de ce que ce sel se porte vers le poumon enflammé : quand la résolution survient et que la force d'attraction cesse, tout le chlorure de sodium retenu dans le poumon est réabsorbé et reparaît dans l'urine comme à l'ordinaire (1). »

Les traducteurs et annotateurs de Beale, MM. Ollivier et G. Bergeron, disent à ce propos dans une note : « Cette attraction du chlorure de sodium au lieu même de l'inflammation aurait besoin d'être vérifiée par de nouvelles recherches. Elle constituerait un fait immense en chimie physiologique, si la réalité en était démontrée d'une façon absolue. »

L'autorité des noms attachés à cette opinion, son importance et sa valeur clinique ne la laissèrent pas passer inaperçue ; la question a été reprise par différents auteurs, refutée par les uns, appuyée par les autres.

Il nous semble que le problème se réduise à ces deux points :

1° Diminution du chlorure de sodium dans l'urine pendant la période d'hépatisation;

---

(1) Beale. *Méd. chirurg. Transact.*, vol. XXV.

2· Augmentation dans les exsudats des alvéoles pulmonaires et par suite dans les produits d'expectoration.

Le premier fait n'est ni discuté ni discutable ; nos observations le confirment, mais elles montrent de plus que ce caractère n'est pas spécial à la pneumonie, car on le retrouve, non moins accentué, dans d'autres maladies fébriles et même dans celles où il est impossible d'admettre un exsudat inflammatoire (Obs. XVI).

Beale lui-même nous en fournit la preuve. Chez une de ses malades, plongée dans le coma hystérique, les urines ne présentaient aucune trace de chlorures; aussi l'auteur ajoute-t-il avec une entière bonne foi : On ne sait comment expliquer l'absence de chlorures dans cette analyse.

Quant au second fait, l'augmentation des chlorures dans les crachats pneumoniques, nous avons cherché à le vérifier, et nous avons dosé à cet effet les chlorures des crachats pendant l'hépatisation et la période de résolution. Les résultats sont rapportés à 1,000 gr.; le mucus laryngo-bronchique à l'état normal renferme 5 gr. 80 de chlorures pour 1,000 (Nasse).

Voici la série de nos analyses :

(*a*) Obs. VIII. 6ᵉ jour. Expectoration jus d'abricot. Chlorure de sodium 4 gr. 50 ; les urines des 24 h. en contiennent, à ce moment, 0 gr. 50.

13ᵉ jour. Expectoration muco-purulente. Chlorure de sodium 8 gr. 20. Urines : 2 gr. 52.

(*b*) Obs. IX. Le 7 mai, expectoration glutineuse,

adhérente et renfermant des moules fibrineux, des bronches et des globules sanguins.

Chlorure de sodium : 4 gr. 64. — Urines : 0 gr. 64.

Le 11 mai, expectoration muco-purulente, sans fibrine ni sang.

Chlorure de sodium : 7 gr. 72. — Urines : 4 gr. 40.

(c) Obs. de pneumonie chez une femme. — Période d'hépatisation avec crachats glutineux et aérés. — Chlorure de sodium : 5 gr. 54. Pendant la période de résolution, l'expectoration muco-purulente contient : chlorure de sodium 10 gr.

(d) Obs. VII. 6ᵉ jour. Expectoration de bronchite plutôt que de pneumonie.

Chlorure de sodium : 4 gr. 30. — Urines : 4 gr. 40.

Il ressort de ces analyses que les chlorures n'ont pas augmenté dans les crachats de la période d'hépatisation, qu'ils présentent même souvent une diminution ; elles infirment, de tout point, la théorie de Beale d'après laquelle une augmentation de chlorures dans les exsudats de l'hépatisation pulmonaire devrait se traduire par une augmentation simultanée dans les crachats de cette période.

Fel. Hoppe (1) conclut dans le même sens que nous; cet auteur fait le calcul suivant : En admettant, d'après Beale, que la perte du chlorure de sodium des urines résulte de son passage dans les exsudats, et en supposant que cet exsudat contienne 1 pour 100 de chlorures, il se ferait, pendant chaque jour de la période d'hépatisation , 700 gr. d'exsudat dans le poumon. Rien n'est plus juste, rien n'est plus démonstratif.

____

(1) Fél. Hoppe. *Deutsche Klinik*, 1854.

La diminution des chlorures dans les urines par suite d'une attraction particulière vers le poumon n'est donc pas admissible ; il est évident que l'exsudat pulmonaire en renferme une certaine quantité, tous les tissus et tous les liquides de l'organisme en contiennent ; mais il n'y a là rien de spécial à la pneumonie, rien qui justifie l'hypothèse de cette attraction mystique.

Il nous semble que Beale se soit laissé trop dominer par l'idée de la nécessité absolue du chlorure de sodium au développement de l'inflammation. Il en avait besoin pour expliquer l'effet qu'il attribue aux diurétiques (acétates, citrates, carbonates) : déplacer au lieu même de l'inflammation les chlorures et arrêter l'inflammation en privant les éléments cellulaires du sel qui est nécessaire à leur prolifération.

Pour nous résumer, nous dirons que la diminution du chlorure de sodium des urines, dans toutes les maladies fébriles, tient à plusieurs causes :

1° Défaut d'alimentation (cause prépondérante);

2° Diminution de l'urine;

3° Élimination par les selles, sueurs, exsudats.

Aucune maladie ne réalise mieux ces trois conditions que la pneumonie, à la première période. Quoi d'étonnant que cette diminution ait été particulièrement signalée dans ces cas ?

Rhumatisme articulaire subaigu.

Observation XIII — Tableau VII.

		Matin		Soir		Urines des 24 heures	Densité	Matières solides	Matières organiques	Urée	Ac. urique et matières extractives	Matières inorganiques	Chlorure de sodium	Observations
		T	F	T	F									
État normal		36°,8	76	37°,2	80	1700	1018	56,00	42,00	30,00	12,00	13,00	9,00	
Mai	Jour													
23	9ᵉ	38°,2	92	38°,4	92	1000	1021	42.00	33.60	27.00	6.60	8.40	6.00	R. Acide
24	10ᵉ	37°,8	76	37°,9	80	700	1028	36.75	26.34	19.60	6.74	10.41	7.00	R. Alcaline
25	11ᵉ	37°,8	76	38°,	80	1900	1019	76.95	59.47	32.30	27.17	17.48	12.16	id. dépôt : triple phosphate
26	12ᵉ	"	"	"	"	1750	1018	53.90	38.15	29.40	8.75	15.76	12.60	id
27	13ᵉ	37°,8	80	38°,	92	950	1026	47.50	36.10	26.00	10.10	11.40	9.00	id
28	14ᵉ	37°,6	"	38°,	92									
29	15ᵉ	"	"	"	"	1100	1018	46.20	34.10	18.70	15.40	12.10	7.70	id
30	16ᵉ	"	"	"	"	1200	1016	33.60	21.00	19.20	1.80	12.60	7.62	id
31	17ᵉ	"	"	"	"	1050	1019	34.65	20.68	14.70	5.98	13.97	11.51	id

Rhumatisme polyarticulaire subaigu.

Observation XIV — Tableau VII.

Juin	Jour	Matin T	Matin F	Soir T	Soir F	Urines des 24 heures	Densité	Matières solides	Matières organiques	Urée	Ac. urique et matières extractives	Matières inorganiques	Chlorure de sodium	Observations
17	"	40°,7	108	40°,8	100	800	1025	42.40	37,44	25.60	11.84	4.96	0.50	R. Alcaline
18	"	40°,8	116	42°,8	150	500	1022	23.50	20.90	11.50	9.40	2.60	0.20	id mat. extract. sang.6.50

OBSERVATION XIII. — TABLEAU VII.

RHUMATISME ARTICULAIRE AIGU.

Envahissement d'un grand nombre d'articulations. — Symptômes modérés. — Diurèse abondante le 11ᵉ jour. — Signes d'endocardite de courte durée. — Guérison.

D... Joseph, cordonnier, âgé de 18 ans, entre à l'Hôtel-Dieu, salle Sainte-Jeanne, lit n° 41, le 21 mai 1872 (service de M. le professeur Béhier).

Le malade est d'une constitution délicate, mais jouit d'une bonne santé habituelle. Pas de maladie antérieure.

Le 15 mai, il éprouve de la douleur dans le genou gauche, puis l'articulation tibio-tarsienne gauche et le genou du côté droit sont pris successivement. Ces articulations sont gonflées et rouges, il y a des douleurs spontanées, exagérées par les mouvements et par la pression. Rien au cœur. Langue un peu chargée, selles régulières et normales. T. 38°,5; P. 104.

22 mai (8ᵉ j.). T. 38°; P. 72. — Soir : T. 38°,3; P. 92. Sulfate de quinine.

23 mai (9ᵉ j.). T. 38°,2; P. 92. — Soir : T. 38°,4; P. 92.

24 mai (10ᵉ j.). T. 37°,8; P. 76. — Soir : T. 37°,9; P. 80. Les douleurs articulaires sont moins vives. Obscurcissement du premier bruit du cœur à la pointe; celui de la base est un peu soufflant.

25 mai (11ᵉ j.). T. 37°,8; P. 76. — T. 38°; P. 80. On applique un vésicatoire sur la région précordiale et l'on fait prendre une tisane de chiendent avec 4 gr. de nitre.

27 mai (13ᵉ j.). Le malade se plaint de la hanche et du coude du côté droit. Il n'y a plus rien d'anormal au cœur. T. 37°,8; P. 80. — Soir : T. 38°; P. 92.

28 mai. Il y a du mieux; les douleurs et le gonflement se dissipent. On donne de l'extrait de quinquina 4 gr. et une portion alimentaire. Le 29 mai, il n'y a plus de douleurs et, sauf une faible et courte recrudescence le 8 juin, la convalescence ne présente rien à signaler. Sortie le 10 juin 1872.

Résumé sommaire de la maladie. — La marche ainsi que la durée de la maladie ont été normales. Les lésions articulaires se sont faites par plusieurs poussées. Symptômes d'endocardite passagers. La température a été modérée. Convalescence à partir du 16ᵉ jour.

Urines. — La composition de l'urine est à peu près normale ; aussi n'insistons-nous que sur quelques particularités inhérentes à l'observation.

Apparition d'une *diurèse abondante* le 11ᵉ jour. La quantité s'élève de 700 à 1,900 c. c., augmentation de tous les éléments, mais surtout des matières extractives ; diminuées les jours précédents, elles montent subitement de 6 gr. 74 à 27 gr. 17. L'urée éprouve une augmentation parallèle.

Les matières inorganiques sont très-élevées, nous y retrouvons une partie du nitre. Le réactif de Bouchardat nous a permis de constater la présence d'une forte quantité de quinine dans les urines à la suite d'une dose de 4 gr. d'extrait de quinquina.

La convalescence commence à partir du 15ᵉ jour. Les matières extractives sont à un chiffre très-bas, 1 gr. 80.

OBSERVATION XIV. — TABLEAU VII.

RHUMATISME POLYARTICULAIRE SURAIGU.

Rhumatisme polyarticulaire suraigu. — Accidents nerveux. — Température élevée. — Symptômes de méningite. — Mort avec accès de convulsions et coma. — Elévation thermique post mortem.

C... Rosalie, âgée de 33 ans, femme de ménage, entre à l'Hôtel-Dieu, salle Saint-Antoine, lit nº 21, le 14 juin 1872. (Service de M. Béhier.)

Première atteinte de rhumatisme à 23 ans. Début du rhumatisme actuel, il y a dix jours, par un frisson. A son entrée, le rhumatisme a envahi presque toutes les grandes articulations. Le facies est animé, la soif vive, la bouche sèche. Sueurs abondantes à odeur *sui generis.* Nausées, éblouissements fréquents,

subdelirium. Le premier bruit du cœur à la pointe est voilé.
T. 39°,4; P. 96.

16 juin. Le rhumatisme s'est étendu aux petites articulations.
Douleurs extrêmement vives. Céphalalgie intense. T. 40°,2; P. 96.
On prescrit 10 grammes de bicarbonate de soude et 0gr,10 d'extrait d'opium.

17 juin. Délire pendant la nuit; la malade est sortie du lit. La
céphalalgie persiste. Éruption sudorale. Apparition des règles
six jours avant l'époque. Vomissements bilieux. De temps en
temps crispation des mains et roideur générale. Les articulations
sont moins douloureuses. Les deux bruits du cœur sont uniformément sourds et confus ; la respiration est irrégulière; il y a
sensation de suffocation. T. 40°,7; P. 108. — Soir : T. 40°,8 ;
P. 100. On applique cinq vésicatoires. Lavement purgatif.

18 juin. Délire durant toute la nuit. Carphologie. Gémissements plaintifs. Hallucinations. Vomissements bilieux. Les articulations sont moins enflées. La peau est sèche, très-chaude.
T. 40°,8 ; P. 116. On prescrit 3 grammes d'iodure de potassium.
Lavement purgatif. Dans la soirée, il y a un accès caractérisé par
des convulsions toniques des membres, dilatation des pupilles;
paroles incohérentes, écume sanguinolente à la bouche. Les
convulsions se répètent trois fois et durent pendant une demi-heure. A ce moment : T. A. 42°,8 ; P. 150. Commencement de
l'accès à 6 heures; à 6 h. 1/2, coma complet. A ce moment :
T. du vagin 43°,6. A 6 h. 53, T. A. 43°,9 ; P. 160. Mort à 7 h. 20 :
T. A. 44°,1 ; T. V. 44°,3. 40 minutes après la mort : T. V. 44°,3 ;
T. A. 42°,6. La rigidité cadavérique commence à se prononcer.
Toutes ces températures ont été prises avec un grand soin par
M. Liouville, chef de clinique, elles présentent toutes les garanties d'une exactitude absolue.

A l'autopsie, on trouve les lésions d'une méningo-encéphalite
aiguë.

Urines. — Analyses des urines du 16 au 17 et du
17 au 18 juin.

Urines rares, concentrées, à réaction fortement
alcaline par suite de l'administration de bicarbonate
de soude. Dépôt abondant d'urates et de phosphates.
Les matières extractives seules méritent de fixer notre

attention. Quantité normale le 16 juin, faible diminution la veille de la mort ; en présence d'une température si élevée, on pouvait s'attendre à une augmentation considérable de ces éléments; aussi ce résultat négatif nous a-t-il fait songer à une rétention dans le sang. A cet effet nous avons analysé le sang tiré à la malade quelques heures avant la mort ; nous y avons trouvé : matières extractives 6 gr. 50, c'est-à-dire une faible augmentation habituelle à toute fièvre. C'est ainsi que le diagnostic, basé à la fois sur l'examen des urines et sur celui du sang, a permis d'exclure toute idée d'intoxication par les matières extractives, et ce résultat négatif devenait dans ce cas une donnée bien positive. Les résultats tirés de l'autopsie ont été suffisants pour expliquer tous les phénomènes observés pendant la vie.

Les évacuations supplémentaires pour les sueurs et les selles rendent compte de la faible proportion des matières organiques de l'urine dans le cours d'une maladie où la température a dépassé 40°.

OBSERVATION XV. — TABLEAU VIII.

ALBUMINURIE AIGUE.

P.... Félix, infirmier à l'Hôtel-Dieu, salle Sainte-Jeanne, âgé de 37 ans.

Le 1er avril, à la suite de froid et de fatigues, le malade ressent de la courbature, des douleurs dans la région rénale, de la céphalagie avec nausées et vomissements. Soir : T. 39°; P. 104.

2 avril (2e j.). Les urines sont rares, fortement acides, d'une coloration rouge foncée, dépôt abondant d'urates. Albumine : 1gr,65. Ni sang, ni cylindres rénaux. Matières extractives du sang : 6gr,11. — Nausées, sueurs abondantes. Soir : T. 39°; P. 88. Prescription : Ipéca 2 grammes, ventouses sèches et scarifiées sur la région rénale.

Albuminurie aiguë

Observation XV. Tableau VIII.

Avril	Jour	Matin T	Matin P	Soir T	Soir P	Urine des 24 h.	Densité	Matières solides	Matières organiques	Ac. urique et matières extractives	Urée	Matières inorganiques	Chlorure de Sodium	Observations
État normal		36°,8	72	37°,2	76	1700	1018	56.00	42.00	12.00	30.00	13.00	9.00	
2	2e	"	"	39°	88	600	1027	37.68	29.13	9.18	18.30	8.55	3.72	Albumine 1.65
3	3e	38°,8	82	39°.h	84	500								Mat. extract. sang 6.10
4	4e	"	"	39°	80	800	1027	49.04	40.88	11.88	27.20	8.16	4.00	album. 1.80
5	5e	38°,8	76	38°,8	84	1000								
6	6e	37°,2	60	38°	74	1100	1021	54.01	43.01	2.86	40.15	11.00	6.05	Album. traces
7	"													
22	"					700	1027	56.80	45.55	12.70	32.50	11.25	8.05	Album. 0.25 / Mat. extract. sang 4.00

Accès fébriles

Observation XVI. Tableau VIII.

Date		Urine des 24 h.	Densité	Matières solides	Matières organiques	Ac. urique et matières extractives	Urée	Matières inorganiques	Chlorure de Sodium	Observations
7 Février	Fin de l'accès du 5 Février	1400	1016	38.50	33.96	9.46	24.50	4.54	1.82	R acide
27 Février	Apyrexie	1600	1017	48.80	34.88	10.88	24.00	13.92	8.80	id
28 Mars	2e Jour de l'accès	1000	1016	25.20	14.90	4.40	10.50	10.30	8.20	id
29 Mars	Fin de l'accès	1800	1013	38.52	31.32	12.42	18.90	7.20	1.26	id
20 Avril	Fin de l'accès du 20 avril	1900	1013	43.32	30.40	3.80	30.40	9.12	4.18	id

3 avril (3ᵉ j.). La céphalalgie a diminué, plus de nausées.
T. 38°,8 ; P. 82. — Soir : T. 39°,4 ; P. 84. — Infusion de digitale 0ᵍʳ,75.

4 avril (2ᵉ j.). Soir : T. 39° ; P. 80. Pas de changement. Sueurs
abondantes.

5 avril (5ᵉ j.). La nuit a été bonne ; l'état du malade s'est
amélioré ; plus de céphalalgie. Sueurs copieuses ; urination plus
abondante ; l'albuminurie persiste : T. 38°,8 ; P. 76. — Soir :
T. 38°,8 ; P. 84.

6 avril (6ᵉ j.). T. 37°.2 ; P. 88. L'albuminurie diminue. —Soir :
T. 38° ; P. 72.

7 avril (7ᵉ j.). La fièvre est tombée ; urination abondante,
1,500 c. c. ; plus d'albumine. T. 37° ; P. 60. — Soir : T. 37° ; P. 64.
Le malade se lève.

22 avril. Apparition de nouveaux accidents : douleurs rénales,
courbature, perte d'appétit. T. 38° ; P. 70. Nouvelle albuminerie.
L'examen du sédiment urinaire ne révèle aucune altération organique des reins. — Matières extractives du sang : 4 grammes.
T. 38° ; P. 70.

23 avril. Les symptômes qui faisaient craindre une récidive se
sont dissipés ; les urines ne contiennent plus que des traces d'albumine. Le malade peut reprendre son travail le jour suivant.

Résumé sommaire de la maladie. — Cette observation d'albuminurie passagère mérite d'être rapprochée
de celles que nous avons souvent rencontrées dans le
cours des maladies fébriles. Malgré la fièvre et quelques
accidents inquiétants du début, la marche a été rapide
et heureuse. L'examen du dépôt de l'urine nous a
permis d'exclure une lésion rénale et de poser un pronostic favorable, l'albuminurie a été fonctionnelle
et non organique.

Urines de la période fébrile. — Elles comprennent
les deux premières analyses. Les urines, malgré la
fièvre, ne présentent pas la composition des urines
fébriles ; ni l'urée ni les matières extractives ne sont
augmentées. Il faut en accuser, en partie, le trouble

fonctionnel des reins. Les matières extractives du sang n'ont subi qu'une faible augmentation : 6 gr. 10.

Urines de la défervescence. — Analyse du 6ᵉ jour. Elle se distingue des analyses de la première période par l'accroissement subit de la quantité d'urée, 40 gr. 15 au lieu de 27 gr. 20, la chute profonde des matières extractives à 2 gr. 86 et l'augmentation du chlorure de sodium. L'urée et le chlorure de sodium ont une marche ascendante parallèle, inverse de la marche habituelle. Les matières extractives et le chlorure de sodium suivent des lignes convergentes et leur point d'intersection coïncide avec le jour de la défervescence. L'évacuation subite de cette quantité exagérée d'urée, à la fin de la maladie, mérite d'être appelée crise urinaire.

La dernière analyse, 22 avril, a une composition normale. L'examen du sang de cette période indique un chiffre hyponormal de matières extractives : 4 gr., la normale étant 5 grammes.

OBSERVATION XVI. — TABLEAU VIII.

ACCÈS FÉBRILES INTERMITTENTS.

Accès fébriles environ toutes les trois semaines. — Durée de l'accès deux à trois jours. — Troubles nerveux. — Apyrexie complète pendant les intervalles. — Chacun des accès correspond assez exactement à une époque menstruelle.

D.... Nathalie, âgée de 45 ans, relieuse, entre à l'Hôtel-Dieu, salle Saint-Antoine, lit nᵒ 24, le 22 juin 1871. (Service de M. le professeur Béhier).

La malade présente des accès fébriles qui apparaissent d'une façon irrégulière et à des intervalles éloignés. Les accès sont précédés de malaise et de douleurs en ceinture au niveau des lombes; ils éclatent subitement par un frisson violent et des accidents nerveux d'une certaine gravité : céphalalgie, mouvements convulsifs, hystériformes, délire, puis phénomènes de dépression qui durent jusqu'à la fin de l'accès. L'anorexie est complète, la langue sèche, l'haleine d'une fétidité remarquable. La durée habituelle de l'accès est de deux à trois jours, il correspond assez exactement aux époques menstruelles, la malade n'étant pas réglée ; il se termine toujours par l'apparition d'un herpès aux lèvres. Jamais d'accès de fièvre paludéenne antérieure. Un examen attentif et souvent répété n'a fait constater aucune lésion locale ; rien du côté de la rate. Au dire de la malade, sa fille serait sujette à des accès analogues.

5 février. C'est le quatrième accès depuis son séjour à l'hôpital ; il est de tout point semblable aux précédents. Urines involontaires. T. 40°,1 ; P. 120. — Soir : T. 40°,2 ; 120.

6 février. T. 37°,8 ; P. 84. — Soir : T. 38°,2 : P. 96. Apparition d'un herpès sur les lèvres.

7 février. T. 37° ; P. 84. — Soir : T. 37°,8 ; P. 88. Fin de l'accès. — Analyse de l'urine.

27 février. Analyse de l'urine en dehors d'un accès fébrile.

27 mars. Nouvel accès fébrile.

28 mars. L'accès dure encore. — Analyse des urines de l'accès.

29 mars. Fin de l'accès. Herpès sur les lèvres et sur la face interne des joues. — Analyse de l'urine.

18 avril. Nouvel accès. Soir : T. 39°,9 ; P. 124.

19 avril. Soir : T. 39°,6 ; P. 108.

20 avril. L'accès est terminé. Il reste quelques douleurs dans la région splénique ; la rate est normale. Le sulfate de quinine a été administré à différentes reprises sans aucun résultat. La malade quitte l'hôpital le 12 juin 1872.

Urines. — L'émission involontaire des urines pendant les accès nous a empêché de suivre exactement, par l'analyse, l'évolution de la maladie. Les analyses que nous avons pu faire au milieu de l'accès, à la fin et pendant l'apyrexie, ne nous ont rien appris sur la nature de la maladie ; bien plus, l'examen de l'urine, le 28 mars, 2° jour de l'accès, nous a donné un résultat étrange par l'abaissement énorme de tous les

ments et surtout des matières organiques, malgré la
fièvre.

Le chlorure de sodium tombe, pendant les accès, à
1 ou 2 gr. uniquement sous l'influence de la diète ; ce
chiffre ne dépasse guère celui de la plupart des pneu-
monies pendant la période d'hépatisation.

Cette observation nous présente des accès fébriles
sans que l'urine en offre les caractères, résultat d'autant plus remarquable que la fièvre elle-même a été
purement nerveuse. Elle mérite d'être rapprochée de
cas assez analogues qu'on observe quelquefois dans
d'autres maladies. On comprend ces résultats, en con-
tradiction apparente avec la théorie qui explique l'élévation fébrile par l'exagération des combustions, en
admettant qu'il y a des cas de fièvre dans lesquels la
dénutrition des tissus est peu marquée. La combustion
porte presque exclusivement sur les substances ter-
naires. L'urine, dans ces cas, ne donne plus la mesure
des combustions fébriles ; ce sont au contraire les produits d'oxydation, échappés par la surface pulmonaire,
qui traduisent et dosent la fièvre. Les expériences de
Leyden et de Liebermeister (1) viennent à l'appui de
cette opinion. M. le professeur Gubler (2) nous semble
avoir exprimé cette même idée quand il dit qu'il existe
une espèce de fièvre dans laquelle la majeure partie
de la force mise en jeu par la combinaison de l'oxygène
avec le sang évolue sous forme de chaleur sans se
fixer dans la substance musculaire ou nerveuse.

---

(1) Liebermeister. *Deutsches Archiv.*, 1870, 1871.
(2) Gubler. *Comment. thérap.*, article Alcool.

TROISIÈME PARTIE.

CHAPITRE IV.

La dépuration du sang par les appareils d'excrétion n'est certes pas une idée récente : les médecins de l'antiquité l'avaient conçue *à priori* et admise en principe.

Plus tard, un anatomisme trop exclusif succédant à un humorisme exagéré, cette idée fut détrônée ou plutôt négligée ; mais elle reprit son rang quand l'humorisme moderne, commençant avec l'illustre Lavoisier, fut sanctionné par la chimie et la physiologie.

Le développement d'accidents rapidement mortels par suppression de fonctions cutanées fut démontré expérimentalement. Par l'extirpation des reins ou la ligature des uretères, on fit naître des accidents urémiques, ce qui démontra la connexion intime qui les liait à l'abolition des fonctions rénales.

C'est ainsi que la dépuration nécessaire du sang par

les émonctoires ne fut plus une hypothèse, mais devint un fait acquis et démontré.

A cette première notion vint s'en ajouter une autre, conquête de la physiologie moderne, savoir la remarquable compensation qui existe entre les différentes excrétions. L'urée fut retrouvée dans les selles et dans les sueurs (Favre, Funke), et l'on démontra jusqu'à l'évidence que les excrétions sudorale, urinaire et intestinale sont supplémentaires l'une de l'autre.

Ces deux notions, bases de la physiologie, servirent de point de départ à toutes les recherches concernant les altérations des liquides de l'économie dans les maladies.

Bientôt l'*accumulation* des matières extractives dans le sang par trouble d'élimination fut mise hors de conteste ; la démonstration en a été faite et refaite (Schottin, Hoppe, Oppler, Chalvet). L'apparition *constante* de phénomènes morbides graves et souvent mortels dès que cette accumulation atteint une certaine proportion fut constatée par ces mêmes observateurs ; nos observations propres viennent à son appui. On fut ainsi amené tout naturellement à voir dans ces deux faits une relation de cause à effet, et à regarder la rétention des matières extractives comme la source d'accidents dans les maladies.

Cette idée s'impose par sa déduction logique, elle repose sur les lois fondamentales de la physiologie et se trouve confirmée par l'observation clinique.

Les objections n'y ont pas manqué et n'y manqueront pas ; mais elles auront au moins l'avantage de faire multiplier les observations, et d'en faire répéter la démonstration jusqu'à ce que le doute ne soit plus permis même au plus incrédule ; aussi répétons-nous avec Chalvet : « Quelque singulières que puissent paraître, de prime abord, ces idées, il faudra bien s'habituer à leur hardiesse. »

Il faudra, de plus, accepter leur *généralisation*.

On a pu voir, par notre historique rapide du rôle des matières extractives, que presque toutes les recherches avaient été faites dans des vues restreintes : l'explication des accidents urémiques dans l'albuminurie.

Chalvet, le premier, a conçu et formulé la généralisation de ces idées ; il n'a pas limité ses recherches à l'albuminurie, mais il les a étendues aux maladies fébriles : variole, scarlatine, fièvre puerpérale, etc.

Nous avons suivi son exemple. Loin de nous borner aux cas exceptionnels ou d'attendre l'explosion des accidents pour le contrôle, nous avons pris indistinctement les malades dès leur entrée à l'hôpital et nous avons suivi l'évolution de la maladie.

La plupart d'entre elles ont présenté une marche normale et régulière, heureusement pour le malade ; quelques-unes, heureusement pour nous, nous ont permis d'assister au début, au développement et à la terminaison de ces accidents.

Quels sont donc les symptômes de l'intoxication par les matières extractives ? quel en est le tableau clinique ?

La réponse sera la solution à la question que nous avons encore laissée irrésolue : le rôle pathologique des matières extractives.

Rapporter tous les phénomènes graves qui peuvent

signaler le cours d'une maladie fébrile à une dépuration insuffisante du sang serait un contre-sens clinique. Il va sans dire que les altérations organiques des tissus et des appareils, et les troubles qui en sont la conséquence nécessaire, ne doivent pas nous occuper. Une hématose insuffisante par l'extension d'une pneumonie (Obs. XI), une inflammation des méninges dans le cours d'un rhumatisme articulaire aigu (Obs. XIV), font naître des accidents qui portent en eux-mêmes leur interprétation.

Mais en dehors de ces faits, on voit souvent se développer un ensemble de symptômes alarmants, sans cause et sans lésion appréciables, accidents *sine materiâ* pour les esprits qui savent se contenter d'un mot et cacher leur ignorance sous une formule plus ou moins heureuse. La chimie, appliquée à l'analyse des tissus et des humeurs de l'organisme, a, de concert avec l'anatomie pathologique, restreint déjà considérablement le nombre des maladies *sine materiâ*. Espérons qu'elle étendra encore davantage ses conquêtes.

En faisant appel à nos observations, il nous semble que les symptômes qu'on peut rattacher plus spécialement à une intoxication par les matières extractives sont de nature *ataxique* ou *adynamique*, l'une ou l'autre de ces deux formes prédominant suivant l'excitabilité nerveuse du sujet; souvent même elles se mêlent et offrent le caractère ataxo-adynamique. Ces accidents ont beaucoup d'analogie avec ceux que provoque la résorption des éléments de la bile : la *cholémie*.

Ils se traduisent par du subdelirium, des contractions fibrillaires, des soubresauts tendineux, de l'ex-

citation ou de la prostration, de la stupeur intellectuelle avec relâchemeut des sphincters jusqu'à ce que
la mort s'en suive.

Mais qu'on ne se méprenne pas sur nos intentions.
Nous sommes loin de prétendre que ce tableau clinique
soit constant et nécessaire ; nous l'avons copié sur les
malades soumis à notre observation, sans nous cacher
combien il est difficile de faire la part exacte à la maladie et aux complications.

Nous n'avons jamais observé les phénomènes habi-
tuels à l'urémie : céphalalgie violente, vomissements,
troubles de la vue, convulsions éclamptiques, etc.
Faut-il admettre que, suivant les cas, il se produise
des principes différents dont chacun ait ses vertus
toxiques propres ? Rien ne nous paraît plus admissible ;
mais... quittons ce terrain des hypothèses, car, pour
les étayer, les faits nous manquent.

Nous voyons dès à présent la voie à suivre pour arri-
ver à la solution définitive de toutes ces questions :
c'est à la pathologie expérimentale de nous éclairer.
Nous signalons cette contre-partie de notre étude à de
nouvelles recherches. L'injection des matières extractives, soit en masse, soit isolées, en quantité suffisante
et répétée à de courts intervalles, viendra confirmer
nos résultats, les compléter ou les combattre.

CHAPITRE V.

RÉSUMÉ DES CARACTÈRES DE L'URINE DANS LA FIÈVRE. DÉDUCTIONS GÉNÉRALES.

Urines de la période fébrile.

Caractères physiques. — Diminution de la quantité des urines dans la pneumonie et le rhumatisme articulaire aigu ; quantité à peu près normale dans la fièvre typhoïde.

La réaction est acide.

La coloration est presque toujours intense, surtout dans la pneumonie et le rhumatisme articulaire, par augmentation du pigment sanguin résultant de la destruction exagérée des globules rouges (Wachsmuth) (1).

Sédiments fréquents par excès d'acide urique et diminution de la quantité d'eau.

La densité est augmentée.

Caractères chimiques. — Augmentation du résidu solide.

Augmentation *constante* des matières organiques.

Augmentation absolue ou relative de la quantité d'urée dans la majorité des cas ; presque toujours oscillations considérables ; quelquefois diminution (Obs. II, V, XVI).

---

(1) Wachsmuth. *Zur Fieberlehre, Archiv. der Heilkunde*, 1865.

Augmentation *constante* des matières extractives , quantité parfois énorme : 36 gr. 72 (Obs. III). L'absence de cette augmentation est un cas tout à fait rare et ne se rencontre que dans les circonstances exceptionnelles.

Augmentation habituelle de l'acide urique (Obs. de pneumonie).

Diminution *constante* des matières inorganiques.

Le chlorure de sodium est diminué dans toutes les maladies fébriles ; la pneumonie même ne présente rien de particulier sous ce rapport, rien qui nous autorise à admettre une attraction particulière de ce sel vers le poumon enflammé.

On observe souvent de l'albuminurie passagère, à durée variable et à pronostic favorable (Obs. I, VIII, IV).

Déductions. — La quantité d'urée de la période fébrile peut-elle servir comme mesure de l'élévation thermique ? L'urée est soumise à ces oscillations rapides et considérables ; dans quelques cas il y a augmentation permanente (Obs. V, VII); dans d'autres cas, pas d'augmentation , voire même une diminution (Obs. II, V, XV).

L'urée n'est donc pas la mesure exacte de la fièvre.

Les matières organiques, sauf de très rares exceptions, subissent une augmentation plus réelle et plus constante que l'urée ; si donc nous remplaçons le mot urée par celui de matières organiques (éléments d'oxydation), nous sommes autorisés à dire avec M. Hirtz (1) : « Il reste démontré que pendant toute la durée de la

---

(1) Hirtz. Fièvre, *Nouv. dict. de chirurg. et de méd. pratiques.*

6

fièvre l'urée et ses produits *similaires* augmentent et proportionnellement à l'intensité de la chaleur fébrile.» Nous protestons contre l'assertion de M. Charvot (1) qui, ne tenant compte que de la quantité d'urée, arrive à cette conclusion, en opposition formelle avec celle de la majorité des observateurs : « La théorie qui explique l'excès de la température fébrile par l'exagération des combustions intraorganiques ne semble pas admissible. »

L'urée et les matières extractives, toutes deux augmentées, suivent habituellement une marche inverse l'une de l'autre ; cependant des exceptions trop nombreuses ne permettent pas d'admettre une substitution pure et simple de l'un de ces éléments à l'autre (Obs. I).

La production exagérée des matières extractives pendant la fièvre étant démontrée, nous pouvons regarder leur diminution dans l'urine comme signe de rétention dans le sang (obs. I) ; le pronostic sera très-réservé dans ce cas, car le malade est menacé d'une intoxication par sa propre substance, d'une véritable *autoseptie.*

L'alcool à haute dose diminue la production des matières extractives (Obs. VIII, IX) ; à ce point de vue sa valeur thérapeutique devient considérable, car il remplit l'indication causale : diminuer la quantité de l'élément toxique. Ce médicament, préconisé par notre maître, M. le professeur Béhier, et largement

---

(1) Charvot. Thèse citée, page 62.

administré par lui, a depuis longtemps fait ses preuves
en clinique (1).

Pendant la période fébrile, la courbe des matières
extractives et celle du chlorure de sodium suivent des
lignes diamétralement opposées.

Urines de la période de défervescence.

Caractères physiques. — Ils découlent tout naturellement des modifications éprouvées par la circulation
intrarénale pendant cette période. A la paralysie vaso-
motrice de la fièvre et aux troubles de la circulation,
succèdent la tonicité vasculaire et la régularité. Ce
retour à l'état normal se traduit par le rétablissement
de la sécrétion urinaire physiologique ; il en résulte :

Augmentation de la quantité d'urine, quelquefois
polyurie (Obs. I, IV) ;

Abaissement de la densité ;

Diminution de la coloration ;

Disparition des sédiments urinaires ;

La réaction devient quelquefois alcaline.

Caractères chimiques. — Diminution des matières
solides.

Diminution *constante* des matières organiques.

Abaissement *habituel* du chiffre de l'urée.

Abaissement *constant* et *considérable* du chiffre des
matières extractives.

Augmentation *constante* des matières inorganiques
et surtout du chlorure de sodium.

---

(1) Béhier. *Clinique médicale,* et article *Alcool* dans *Dict. des
sciences médicales.*

Déductions. — On observe quelquefois une exception au principe que nous venons de formuler : diminution constante des matières organiques pendant la défervescence ; car au moment de la chute de la température, l'urine peut encore charrier une grande quantité de matières organiques provenant de la résorption d'un exsudat ou de produits retenus dans le sang; l'exception est donc plutôt apparente que réelle.

Absence de sédiments urinaires. Cette proposition heurte de front la tradition trop fidèlement conservée par les modernes ; mais nous ne craignons pas d'aller à l'encontre de la tradition.

Les anciens, à l'affût de la substance peccante (*materies morbi*) qui quittait l'organisme au moment du jugement (Κρισις) de la maladie, avaient cru trouver l'élément morbigène dans les innocents sédiments d'urates acides ou de phosphates quand l'urine était devenue alcaline. La théorie exigeait une urine sédimenteuse pendant la crise, et l'imagination vint suppléer aux faits. Il suffit de suivre l'excrétion urinaire d'un seul malade pendant une durée fébrile pour constater, au contraire, la disparition des dépôts urinaires au moment de la défervescence. En l'absence même des faits, est-il logique d'admettre des sédiments quand l'augmentation de l'eau, quelquefois énorme, suffit amplement pour maintenir tous les sels en dissolution? On pourrait, par exception, rencontrer un sédiment quand le flux critique se porte, non vers les reins, mais vers le tube digestif ou la peau; l'urine, dans ce cas, restant diminuée de quantité, peut produire des dépôts.

Ainsi l'exception a fait règle, une erreur s'est perpétuée quand il suffisait d'une seule observation pour la rectifier.

La composition de l'urine est un élément important dans la détermination du moment exact de la défervescence ; il nous a fait rarement défaut toutes les fois que nous y avons eu recours.

La quantité de l'urée et celle du chlorure de sodium suivent très-souvent, au moment de la défervescence, une marche inverse l'une de l'autre, et l'on a formulé cette relation : « Le moment précis du début de la convalescence est l'intersection des courbes de l'urée et du chlorure de sodium (1). »

Toutes nos analyses montrent que les matières extractives, plus souvent et plus nettement que l'urée, suivent cette direction inverse des chlorures. Nous croyons pouvoir substituer à la formule précédente cette autre plus constante : *Le moment précis du début de la convalescence* (défervescence) *est l'intersection des courbes des matières extractives et du chlorure de sodium.*

Urines de la convalescence.

Les caractères sont ceux de la défervescence, plus complets et plus accentués.

Caractères physiques. — La quantité des urines est augmentée ; très-souvent il y a de la polyurie, surtout dans la fièvre typhoïde.

---

(1) Molé. *Signes précis du début de la convalescence*, thèse de Paris, 1870.

2.000, 2,400 c. c. (Obs. I, II).

La coloration est pâle, quelquefois opalescente.

La densité est diminuée.

La réaction devient souvent alcaline et il se fait des dépôts de phosphate ammoniaco-magnésien.

Caractères chimiques. — Diminution des matières organiques.

L'urée est rarement augmentée, elle se maintient souvent, dans les maladies à long cours, au chiffre de la dernière partie de la période fébrile ; par contre, la diminution peut être considérable, 9 gr. 80 (Obs. IX).

Diminution *constante* et *permanente* des matières extractives ; elles sont descendues à 0 gr. 96 (Obs. IX).

Quantité *normale* des matières inorganiques, parfois augmentation, 18 gr. 70. (Obs. II).

Quantité normale de chlorure de sodium ou augmentation, 14 gr. 70 (Obs. II).

Déductions. — Les courbes de la température et de la quantité d'urine sont inverses l'une de l'autre pendant la convalescence.

La polyurie de la convalescence porte sur l'eau et sur les matières salines, rarement sur les matières organiques ; elle est donc d'un pronostic favorable parce qu'elle ne débilite pas l'organisme.

M. Charvot (1) cite quelques analyses avec augmentation des matières organiques et principalement de l'urée ; nous faisons remarquer que l'auteur a suivi

____

(1) Charvot. Thèse citée.

ses malades pendant une longue durée de la convalescence ; à ce moment une alimentation très-abondante rend parfaitement compte de cette augmentation.

Le caractère le plus constant et le plus saillant des urines de la convalescence comparées à celles de la fièvre, c'est la diminution des matières extractives et l'augmentation du chlorure de sodium.

Urines critiques.

Notre travail serait certainement incomplet si, arrivé à la fin de notre étude, nous ne cherchions à réunir tous les points qui se rattachent à la question des *urines critiques.*

Le mot crise traverse toute la série de nos discussions, et malgré nous, nous étions obligé de nous servir d'un terme qu'alors nous ne pouvions pas encore définir. En effet, les difficultés que nous avons éprouvées à nous faire, d'après les auteurs, une idée exacte sur la nature et la valeur des crises, l'état de vague et d'incertain qui enveloppe et obscurcit la question des urines critiques nous ont forcé d'en demander la solution à nos propres recherches et de nous faire, en l'absence d'une interprétation généralement acceptée, une opinion plus personnelle.

C'est ainsi que nous avons été obligé de reléguer à la fin de notre travail, comme suite naturelle à nos conclusions, la question des urines critiques.

Que faut-il entendre par urines critiques?

Si l'on appelle *urine critique* toute urine qui, au

moment de la défervescence, présente un changement dans ses propriétés physiques ou chimiques, il faut admettre une crise urinaire pour toutes les maladies fébriles ; nos tableaux le prouvent, et les termes d'urine critique et d'urine de la défervescence deviennent équivalents.

Mais habituellement, en clinique, on rattache au mot d'urine critique une idée de pronostic favorable, on attribue à la crise une influence directe et heureuse sur le cours de la maladie et même, d'après les anciens, l'idée de l'élimination d'un élément dangereux pour l'organisme. Il est important de se conformer à cette interprétation clinique.

Chalvet dit : « La crise est l'exagération rémittente des fonctions émonctoires ayant pour effet de débarrasser l'organisme de l'excédant des déchets qui s'y accumulent pendant la maladie ; » « il n'y a plus une crise, il y a des crises. »

Nous acceptons de tout point ces idées, car la question ainsi comprise se simplifie en se précisant.

Nous n'appelons donc évacuations urinaires critiques que celles qui sont marquées par une élimination subite et exagérée de matières organiques ; loin de les limiter à la défervescence, nous les étendons à toute la durée fébrile.

L'analyse chimique seule (nous l'avons montré) peut renseigner sur la valeur critique d'une urine en démontrant la présence d'un excès de matières organiques ; une polyurie par simple augmentation d'eau, la seule qu'on constatait habituellement, n'a aucune valeur dans l'espèce.

Existe-t-il des urines critiques dans le sens dans lequel nous l'entendons? La chose n'est pas douteuse, nous en avons de nombreux exemples dans nos observations et quelques-uns sont même très-remarquables. Obs. I (25ᵉ j.); Obs. III (9ᵉ et 19ᵉ j.); Obs. IV (15ᵉ j.); Obs. VIII (7ᵉ j.); Obs. XIII (11ᵉ j.).

La plupart, *crises temporaires*, survenues dans la période fébrile, n'ont pas impressionné la marche de la température d'une façon sensible; d'autres, au moment de la chute naturelle de la fièvre, crises permanentes, ont probablement hâté la défervescence (Obs. IV); toutes, sans exception, ont agi favorablement sur l'état du malade en débarrassant l'économie de déchets organiques dont l'accumulation était un inconvénient, sinon un danger. L'élimination porte tantôt sur l'urée, tantôt sur les matières extractives, souvent sur les deux principes à la fois.

En nous résumant, nous pouvons dire que l'étude suivie des urines dans le cours d'une maladie fébrile nous fait assister, soit dans la période de fièvre, soit au moment de la défervescence, à des évacuations subites et abondantes de déchets organiques, que cette évacuation constitue toujours un phénomène heureux et qu'elle mérite de conserver la dénomination *évacuation urinaire critique* ou *urine critique*.

La question des urines critiques, ainsi comprise, fournit un enseignement thérapeutique important.

Les anciens, observateurs attentifs, avaient déjà remarqué que des accidents graves, survenus dans le cours des maladies, disparaissaient quelquefois rapidement par les seuls efforts de la nature, ici par une su-

dation copieuse, là par un flux intestinal ou urinaire:
et ils attendaient avec une juste impatience la crise
salutaire qui débarrassait l'organisme de l'élément
morbide.

Mieux partagés que l'antiquité, servis par des moyens
d'exploration que la science a péniblement acquis, il
est de notre devoir d'aller au delà d'une contempla-
tion passive qui peut être une faute. Nous n'avons plus
à combattre un ennemi invisible, la chimie nous le
révèle. Nous connaissons le mécanisme par lequel s'o-
père cette sudation, ce flux intestinal, cette sécrétion
urinaire, la physiologie nous l'a appris. La thérapeutique moderne, à son tour, nous a dotés de médications
puissantes par lesquelles nous pouvons faire naître ou
au moins favoriser cette crise.

Provoquer ou hâter l'élimination des principes
toxiques retenus dans le sang, telle est l'indication qui
se présente.

Ici, le champ de la thérapeutique est vaste, il embrasse l'ensemble des médications par lesquelles nous
agissons sur les émonctoires de l'organisme.

Dans le cas qui nous occupe, c'est l'indication des
diurétiques dans la plus large acception du mot, c'est-
à-dire tous les moyens qui favorisent la sécrétion urinaire; c'est au clinicien de distinguer, en présence de
chaque cas particulier, quel est le meilleur à employer.
La digitale, qui n'est pas un diurétique, peut, à l'occasion, devenir le diurétique le plus puissant. L'inges-
tion d'une grande quantité d'eau peut, à elle seule,
produire une diurèse et entraîner, en traversant le rein,
une grande quantité de matières solides.

Mais, nous l'avons montré, une diurèse n'a de valeur critique que par l'abondance des matières organiques qu'elle tient en solution; on s'adressera donc, non aux diurétiques qui, d'après Golding-Bird, n'agissent que sur la quantité d'eau (hydragogues) : scille, genièvre, gaïac, etc., mais à ceux que le même auteur appelle diurétiques *chimiques* ou *dépurants rénaux :* les alcalis et leurs sels (acétates, citrates, tartrates). L'expérience a démontré que ces substances ont une action réelle sur le départ des éléments organiques et surtout des principes dits extractifs.

Faire naître des évacuations urinaires critiques dans le cours de la maladie, les hâter et les favoriser pendant la défervescence, telle nous semble être la conclusion thérapeutique légitime.

QUESTIONS.

———

Anatomie et histologie normales. —Des membranes muqueuses.

Physiologie. — De l'absorption.

Physique. — Effets physiologiques des courants électriques; applications médicales.

Chimie.—Caractères distinctifs des chlorures, bromures, iodures et cyanures métalliques.

Histoire naturelle. — De la morphologie végétale; quels sont les changements, les dégénérescences et les transformations que les organes des plantes peuvent subir?

Pathologie externe. — Des polypes naso-pharyngiens.

Pathologie interne. — De la méningite tuberculeuse.

Pathologie générale. — Des maladies virulentes.

Anatomie et histologie pathologiques. — Des perforations intestinales

Médecine opératoire. — Des diverses espèces de verres applicables dans les cas de myopie, d'hypermétropie, de strabisme, d'astigmatisme et des précautions à prendre dans leur choix.

Pharmacologie. — Des cataplasmes et des sinapismes; quelles sont les fécules et les farines le plus souvent employées à leur préparation; règles à suivre pour développer le principe actif de la moutarde noire dans les pédiluves et les sinapismes.

Thérapeutique. — De l'emploi du quinquina et de ses prépara
tions.

Hygiène. — De la sophistication de la bière.

Médecine légale. — Empoisonnement par les poissons, les crus-
tacés et les mollusques toxicophores.

Accouchements. — De l'accouchement par le pelvis.

Vu : bon à imprimer,
GUBLER, *président*.

Permis d'imprimer,
Le Vice-recteur de l'Académie de Paris,
A. MOURIER.

1119 — Paris. — Imp. de Cusset et Cⁱᵉ, rue Racine, 26

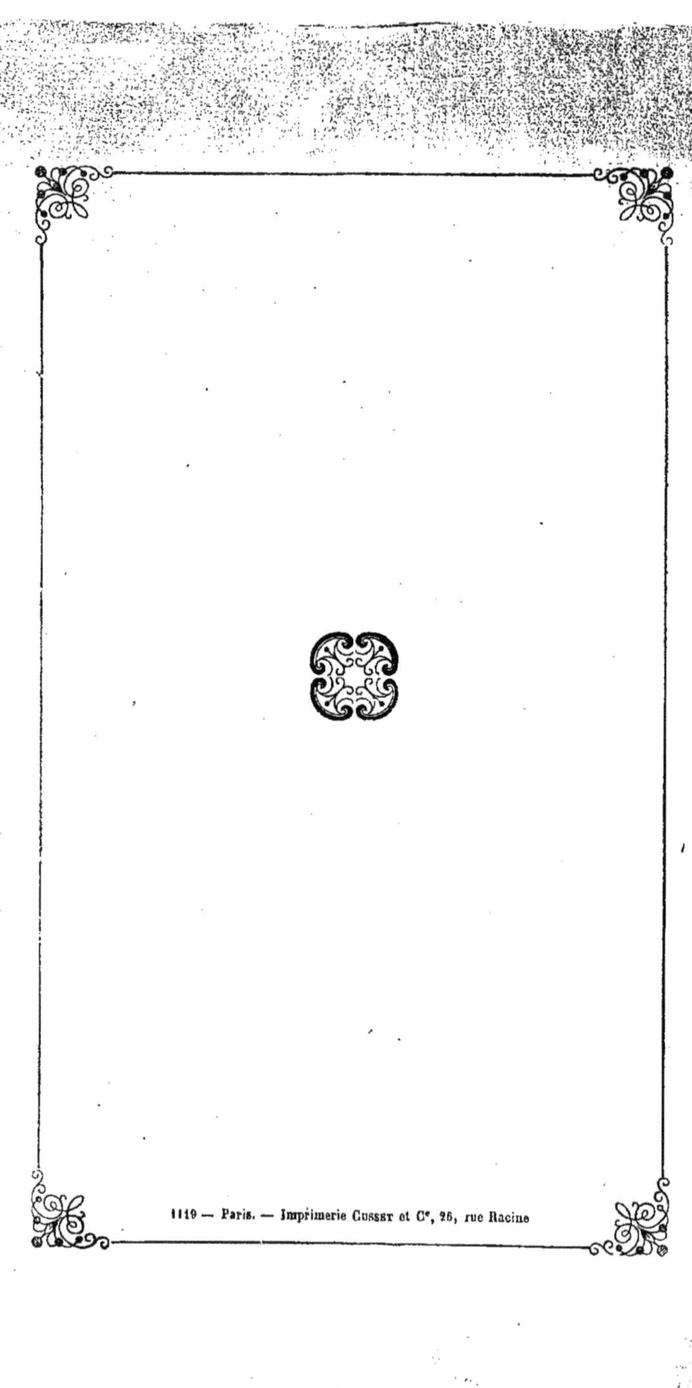

1119 — Paris. — Imprimerie Gusser et Cᵉ, 26, rue Racine

9 782019 233389